岐轩医学丛书

岐轩脉法实战窍诀

张润杰 著

董国明 杨 丰 整理

中国中医药出版社

·北京·

图书在版编目(CIP)数据

岐轩脉法实战窍决/ 张润杰著. —北京：中国中
医药出版社，2013.7（2022.1 重印）
（岐轩医学丛书）
ISBN 978-7-5132-1472-8

Ⅰ.①岐⋯ Ⅱ.①张⋯ Ⅲ.①脉学 Ⅳ.①R241.1

中国版本图书馆 CIP 数据核字 (2013) 第 114645 号

中 国 中 医 药 出 版 社 出 版
北京经济技术开发区科创十三街 31 号院二区 8 号楼
邮政编码　100176
传真　010-64405721
廊坊市祥丰印刷有限公司印刷
各地新华书店经销

开本 880×1230　1/32　印张 5.375　字数 120 千字
2013 年 7 月第 1 版　2022 年 1 月第 8 次印刷
书　号 ISBN 978-7-5132-1472-8
*
定价 25.00 元
网址 www.cptcm.com

如有印装质量问题请与本社出版部调换〔010-64405510〕
版权专有　侵权必究
服务热线　010-64405510
购书热线　010-89535836
微商城网址　https://kdt.im/LIdUGr
官方微博　http://e.weibo.com/cptcm

内 容 提 要

　　本书是 2008 年中国中医药出版社出版的《岐轩脉法》的通俗精讲版，意在其基础上，进行深入浅出，易学易懂的讲解，旨在让人一看就懂，一学就会。

　　本书的特色就是贴近实战，贴近临床，重视诊脉的关键点——手法的运用，因为只有正确纯熟的手法，才会有精准的脉象。本书更重视脉象要素的剖析，创造性地提出了脉象剖析的图示记录法，真正把要素落实到手下。

　　本书可作为中医临床医生的实用手册，中医院校学生学习的辅导教材以及中医类研究生参考借鉴的资料。

丛书前言

　　岐轩医学诞生于易水河畔，是易州张润杰先生多年临床和教学经验的全面整理。张润杰先生因悟《黄帝内经》"察色按脉，先别阴阳"之奥旨，临床诊疗水平得到极大提升，于2008年出版《岐轩脉法》，并以此为契机，经过多年实践，在"气一元论"、"阴阳学说"指导下，对中医基础理论、临证用药、针灸推拿、养生等进行了整理，旨在为中医复兴之路上增点萤火之光，并飨同道。

　　本套《岐轩医学丛书》包括《岐轩医道》、《岐轩易医脉法》、《岐轩药物法象》、《岐轩脉法实战窍诀》、《岐轩医话》五本。其中《岐轩医道》采用了类似《黄帝内经》的问答形式来传承岐轩之术，其语言表达方式文白夹杂，文言以载道之幽深，白话以佐道之确凿，令人回味悠长。《岐轩易医脉法》利用《易经》中的各种方法论，从多个角度阐释了如何分析脉中气机的变化，灵活而深刻。《岐轩药物法象》则将对中药的认识回归于传统思维，按照升降出入，将中药在人体内的靶向作用与在脉中的反应结合起来。《岐轩脉法实战窍诀》将临床中把脉的手法诀窍展露无遗，让学习脉法不再迷惑。《岐轩医话》汇集诸多岐轩学人的心得，涉及基础理论、临床用药、针灸、推拿、养生等方面，是岐轩脉法临床运用的精华集萃。

目 录

第一章　岐轩脉法的特点

认识岐轩脉法——岐轩脉法的十三个特色

特色一　脉诊是中医临床的杀手锏。

《素问·移精变气论》云："色脉者，上帝之所贵也，先师之所传也。"神医扁鹊的名著《难经》中八十一难有二十二难之多都是在论述脉诊。徐春甫在《古天医通》中也说"脉为医之关键"。自古以来，所有卓有成绩的大医们无不精通脉诊，在他们的临床治疗中，脉诊起着一决成败的关键作用。

【精讲】

首先，谈一谈岐轩脉法的特点，我们要站在一定高度上来谈它到底是什么，只有对它有深刻的认识，在学习的时候才会有兴趣，才会有信心。不仅是我说脉诊很重要，古代的大医们也都在说它很重要，《素问·移精变气论》云："色脉者，上帝之所贵也。"色脉是什么，色是望诊，是望气色。望诊和把脉是上师所贵的东西，不能轻易教给别人，一定要非其人勿教，非其真勿授，也就是说不合适的人不要教给他，一旦教就要教真东西，不要教他假的，这是我们祖先传播东西的一种观念，就是说只要认为你不适合学医，你就是搬出一座金山来，也不能教。但是一旦发现你是适合的人，就像李杲看到罗天益，发现他真是一个学医的好苗子，最后说什么呢，我供你在这儿学，回家给你路费，这就是古人的胸怀。这么多年，我真有这个感觉，要是碰上一个真正学医的好苗子，那是无比地高兴，所以说，2013 年我要开始培养人才，大家学习，我给发工资，所以说，这就是我的理想。

在扁鹊的名著《难经》里，八十一难中有二十二难都是在论述脉诊，可见脉诊之重要性何其之大！徐春甫在《古天医通》中也说，"脉为医之关键"，什么意思？做医生最关键的就是要学会诊脉，而且自古以来，所有卓有成绩的大医们无不精通脉诊，在他们出色的临床诊疗中，脉诊起着一决成败的关键作用，所以说脉诊的重要性，从古代那些大医的成就里面就体现出来了。

特色二　学习传统脉法"难于上青天"。

一些大医感慨"脉候幽微，苦其难别，意之所解，口莫能宣"。《旧唐书·方伎传·许胤宗》云："持脉之道，非言可传，非图可状。"南宋刘开在《刘三点脉诀》中讲"心中易了，指下难明"，一些大医由此总结为"医者意也"，一直以来人们都认为学习中医要有悟性和天赋，大文豪苏东坡也感慨说："学书纸费，学医人费！"可谓学道者多如牛毛，得道者凤毛麟角！

【精讲】

学习脉法难不难？难！连一些大医都在感慨，"脉候幽微，苦其难别，意之所解，口莫能宣"。只可意会，不可言传。等咱们成老中医了，对几个徒弟说，摸一摸，这是弦脉，看，感觉像不像弓弦？感觉一下，再感觉一下，好像有点感觉，所以说中医就是在这种学习中，感觉来感觉去，就愈来愈远了。就像我告诉你一件事情，然后你再告诉他，他再告诉第三人，再告诉第四人，最后那个人说的，跟我说的就大相径庭了。故此，中医的精髓就在这种传承中给湮灭了。

就像2010年，我有一个徒弟要办班传播脉法，他热情高涨，要每个月组织培训，我认为这很好，得去慰问一下，他在前边讲课，我在下边听了半小时，怎么听都感觉这味道跟我讲的有差距。后来我就想，不是谁都能讲课的，要正确理解才行。因为当一个人听完我讲课后，再给别人讲时，他会加上自己的感受和理解，倘若理解偏差，这叫什么？叫掺水，如果听他课的人再讲给别人，这样掺入几次水之后，距离就更大了。

所以我的一个徒弟，听说我要亲自讲普及班，连夜就赶过来了。因为之前，都是订出教案之后，让徒弟们自己去讲，我基本上不讲普及班的课，我觉得这么简单的东西，不需要我来讲。这些讲课的徒弟在参加师资班的时候，我是用12天的时间把整个岐轩医学体系给他们灌进去的，回去大概消化了两三年的时间才消化了一部分。

正像《刘三点脉诀》里面说的"心中易了，指下难明"，所以一些大医由此总结为"医者意也"，就是只能靠感觉，靠悟性，没悟性的人学不了，所以这就在无形之中给学习中医的人设了一道门槛，没有悟性能学出中医来吗？所以有的人问我怎么才能有悟性。这就是说学医难啊，学习脉法更难，学习传统脉法是难上加难！非图可状，恰恰这次要画脉图，我们整理出一套脉图，可以准确地把整个脉用图示表示出来，就这一点，就让你轻松很多。所以，大家学下来会觉得这些东西是可以把握的。

特色三　临床中传统脉法已不能发挥它应有的重大作用。

在张仲景时代就已经出现了脉诊被逐渐淡化的现象，仲景圣感叹曰："观今之医……省疾问病，务在口给……按寸不及尺，握手不及足，人迎趺阳，三部不参，动数发息，不满五十。"目前之中医临床更是如此，脉诊已成了被医生和患者抛弃和怀疑的对象！

【精讲】

在临床中，传统脉法已不能发挥它应有的作用，不只是现在，过去就有。大家因为都是行内人，和老师跟诊也好，去学习脉学也好，现在很多人把脉，脉诊就是比量一下，感觉像是中医。有的人一边聊天一边把脉，感觉他一直在把脉，其实他手底下没有把脉，只是用手随便给病人摸摸脉，甚至只是在数心率，所以说现在把脉基本上已经成了幌子。但病人却非常重视把脉，去看病不说看病，说去看脉，所以说看病要是不把脉就不算是看中医。

正像我看过的一个病人说，"我看你把脉像回事，那你给我开药吧！我去别的地方看病，把完脉就管我要检查结果，看着不像中医！"所以说目前很多人不注重把脉，就问病人检查结果，看完后马上开药，这明显是跑西医的路子上去了。不光是现在，从张仲景那个时代就开始有这种现象了，"观今之医……省疾问病，务在口给"，就是问诊。"按寸不及尺，握手不及足，人迎趺阳，三部不参，动数发息，不满五十，短期未知觉诊"。所以说我们传统脉法，在临床中不能起到一决成败的作用，这并不奇怪。脉上能摸出病来吗？这气能摸出来吗？我们知道，脉有它的对应，但是中西医的说法不一样。我把脉把出来的气，跟拍片子拍出来的不是一个东西，这两者没有站在一个层次上。

特色四　传统脉法存在重大误区。

目前多数人传习之脉法以"脉象"为学习重点，与《素问·阴阳应象大论》"察色按脉，先别阴阳"已大相径庭。名医柯琴叹曰："自有《脉经》以来，诸家继起，各以脉名取胜，泛而不切，漫无指归。夫在诊法取其约，于脉名取其繁，此仲景所云：'驰竞浮华，不固根本'者是也。仲景立法，只在脉之体用上推求，不在脉之名目上分疏。"

【精讲】

传统脉法其实存在着重大的误区。我们强调体用的推求，不在名目上分疏。有人问我这是什么脉象，其实脉象怎么描述都行，但是诊法过程必须是正确的，描述时用什么形容词都可以，脉名只是个形容词，我经常用各种各样的形容词去描述，有人看我对脉的描述看不懂，但是我自己明白，重要的是解决了问题。怎么诊的脉才是关键，最后的描述又是另一回事。当然，如果能统一到 30 种脉象的形容上更好，但是如果统一不了，能辨好阴阳就行。

特色五　中医复兴要从脉诊开始。

脉诊在中医临床中的地位可谓举足轻重，无可取代，不懂脉法则如盲人摸象，全国著名老中医赵恩俭教授在《中医脉诊学》中曾经预言："今后脉诊，很可能是发展中医的一个突破口。因为脉法实际是中医学体系的一个侧面和缩影。"

【精讲】

我也认为中医复兴要从脉诊开始。前年的时候，南方有一位法师找我看病，他等病人都走了，跟我聊了几句，他说他到处看病，看我开的方子跟他原先吃的药不一样，思路也应该不同。他跟我谈对于脉的体会，脉中一来一去就是一个宇宙，念来念去也是一个宇宙，故参的一念就是参的一个宇宙，参透一个脉那就是参透了一个宇宙，参透了生命。

所以说，我们的脉诊不仅仅是整个中医的缩影，其实也是一个宇宙的缩影，更是我们传统文化的缩影。我们到全世界去传播中华文化，告诉他要怎样才能获得健康，给他把把脉，一看很灵，不抵触，就容易传播。我相信终有一天，岐轩医学体系会传遍全世界，世界各地都有我们岐轩的影子。岐轩之术是我们老祖宗留下的好东西，是中国传统文化的精髓。所以我相信，有一天中医的复兴、脉诊的复兴必定会带来中国传统文化的复兴。

更重要的是，生命健康是人人都需要的东西，岐轩养生、岐轩医学的传播，必将带来健康。我相信有一天，也许我这辈子就能看见，我今年40岁，再过40年80岁，我怎么也得活到100岁啊！还有一个甲子可以活，所以说这辈子就能看到。我跟他们说绝不能做凡·高，百年之后才被大众接受。

中医的复兴肯定要从脉诊开始，中国传统文化的复兴、民族文化的复兴，我相信要从中医开始，就是说我们要有一个切入点，就是中医。

特色六　岐轩脉法指出传统脉法的六大误区。

误区1：对"平人脉象"的论述过于侧重脉象的变化，缺少明确而又容易把握的尺度。

【精讲】

勤求己过是我们中国的优良传统，书上就是这么教的，你能有所怀疑吗？不敢怀疑，所以古人的想法就是责己之过，很少去怀疑所学的知识。但是现代人呢，发现做了之后，效果不太理想，就会怀疑古人教的东西是错的。这样全盘肯定和全盘否定，两个极端都是不可取的。

关键在于我们现在学的这个东西传得变味了，里边有了太多的水分。首先一点，平人脉象是量天尺、金钥匙，说白了就是我们把脉首先要知道什么叫正常，什么叫不正常，没有这个标准就不可能诊出脉，但是在我们学习正常人的脉象时，我们是怎样学的。春脉要弦、夏脉要洪、秋脉要毛、冬脉要石，春弦、夏洪、秋毛、冬石就是平人脉象的变化规律，把握了这个就把握了平人脉象。但是，如果在赤道呢，就两个季节——雨季和旱季，还会不会把脉呢？不会！到了北极，除了冬天还是冬天，还春弦、夏洪、秋毛、冬石，还会不会把脉？不会了！要是上空间站去给宇航员做保健怎么办，还会不会？更不会了！

难道我们老祖宗这些东西就要删掉了吗？我要告诉大家的是，从这里面切入是错误的，因为我们平人脉象不能从这里面切入，不能用春弦、夏洪、秋毛、冬石来概括。《黄帝内经》中对平人脉象的概括极其地准确，"春胃微弦，长夏胃微软弱，夏胃微钩，秋胃微毛，冬胃微石，四时皆当以胃气为本"。只是后人把它给变味了，过于强调平人脉象的变化，走入了误区。这种变化应该是一人一脉，每个人体质不一样，长得都不一样，一把脉也不一样，一人一脉，春夏秋冬不一样，早中晚也不一样，所以说脉象是千变万化的。就像问："世界上有没有完全相同的两片树叶？"当然没有！世界上也没有两个人的脉象是完全相同的，所以说，从变化的角度来把握平人脉象只能是死路一条。

我上大一那时候就开始背《濒湖脉诀》，当时我就想，正常人的脉象不确定，那这个人没病的时候，我没看过他的脉，他得病了，我就不知道怎么和他不得病的时候比较。有好多病人是第一回来门诊看病的，难道要告诉病人，你没病的时候，找我看一回脉，等你有病了再找我，我就能给你把准了？因此说，我们的切入点是有误的，如果从春弦、夏洪、秋毛、冬石变化的角度去切入，恰恰是我们目前学习脉法的误区，这个误区不破，就学不会诊脉。

那么，应该从什么角度去切入？岐轩脉法认为，平人不病的共同特点就是阴平阳秘，它就像价值隐藏在波动变化的价格之中一样，隐藏在脉象的背后，需要有中医的推理才能有正确的结论，不能认为价格就是价值，也就是说现象能够体现本质，但不能代表本质。脉象变化的背后，必然会隐藏着不变的规律，这就是平人脉象，也就是价值。因此说学习中医，学学马克思主义挺好的，价值规律嘛，看到这个我就想起中医了，想起阴阳了，所以，无论怎么看、怎么学总是把它理解为阴阳五行的变化。

我们讲平人脉象是隐藏在脉象波动背后一种不变的规律，我们要透过这种现象，把握其不变的规律，也就是说透过现象看本质，我们中医脉法也是这样，找到其中不变的规律就是智慧。

误区2：古今论脉之书，多侧重于脉象而忽视诊法，脉象的诊出离不开指法，但很少有人阐释指法之巧。

【精讲】

大家看是不是这样，古今都在讲28种脉象，翻看所有的书，都是在讲脉象，没有人细细地去讲诊法。岐轩脉法就按着《内经》讲的"察色按脉，先别阴阳"，从诊法入手，脉名先缓习，学到一定程度再探讨。

误区3：片面追求从脉象断病症，不懂得脉、症、证三者之间的内在联系。

【精讲】

人们一学把脉，就追求从脉象中断病症，摸摸脉，看是什么病症，都喜欢从脉象直接去断病，头疼应该是什么脉象呢？病人来了我一摸，头疼，把完脉给他开个方子，他觉得意犹未尽，我说你受寒了，应该是两三年以前的事，病人对医者的信任度马上就提高了，所以人们喜欢学这一招，是不是？把一把脉，说你有颈椎病，他说正在疼呢，这招好不好？这招真好！

我有一个朋友，他儿子患了肺大泡轻度气胸，右肺压迫百分之二十，可以保守治疗，我把完脉就说，你不喜欢喝水，喝水太少了，那小孩愣住了，这你还能看出来呀！我说当然能看出来，嘴唇很红，虚火，一看脉象，脉中之体不充盈，虚火连绵，我说你这是虚火，导致便秘，经常口腔溃疡。

我们接下来要讲，脉中之气和脉中之血。当我们把脉的时候，脉之升降出入为用，脉中之体就是气血。当你把出脉中之体的时候，濡而滑是有胃气，津液水液充盈与否一下手就能知道，就这么简单。所以要按照我们讲的这个规律认认真真地去学，一把脉就知道病人没喝水。如果忽略了阴阳的法则，忽略了阴阳的思辨过程，就看不出来了。

追寻脉象辨病症，什么脉象是什么病，什么脉象对应什么病，这种学习思路是错误的。有人说，我帮你炒作，你加入一部分内容，什么样的脉对应什么样的病症，对应什么样的方子，我说我反对的东西肯定不干，这个套上以后，就有了枷锁，就掉进去了。所以，我不讲这些东西，只讲理、法，方药是自己选择的东西。我们要先讲诊法，如何查诊才是最根本的东西。

但是，反过来，如果能够准确地把握病机，辨别阴阳，并结合病人的年龄、职业、形态、气色，凭借经验是完全有可能较准确地说出病人有何病症的。

误区4：中医的核心理论"阴阳"不能准确地贯穿诊脉全过程，下手先求脉象，不能做到"察色按脉，先别阴阳"。

【精讲】

中医的核心理论"阴阳"不能准确地贯穿诊脉全过程，我们诊脉时，不能把阴阳贯穿到整个的过程中，失去了阴阳理论的指导，也就失去了脉法的灵魂，只能说是只可意会不可言传的感觉，没有了阴阳，我们说得玄而又玄，可是实践的时候又不能落实，这就是作为一名中医最大的悲哀！

我们学习中医基础理论，学得天花乱坠，可是如果没有在临床中落实它，还停留在靠感觉的层次上，只能是凭感觉，而一味感叹蜀道难，难于上青天。其实中医是一种哲学，必须与实践相结合，才会有生命力，所以阴阳哲学必须与脉诊实践相结合，脉诊才会焕发它的活力，阴阳哲学也会变得实实在在。也就是说，我们的脉诊得到了阴阳理论的指导，就有了灵魂，我们的阴阳哲学传统哲学，只有和脉法相结合，才会落地生根。

实践是检验真理的唯一标准，不经过实践的验证，我们就有理由去怀疑。假如说按照我说的去做，你发现它不准确，就可以否定阴阳，否定岐轩脉法了；但是，如果没按照我说的做，那你就不能否定它。岐轩脉法通过我十几年地检验、实践，证明阴阳理论是可以和人的生命完美结合的，所以要相信自然是按照阴阳的法则在运行的。

误区5：中医理论的基石"气"，在诊脉过程中不能被当作诊察对象来把握。不能建立以"气一元论"为中心的世界观和方法论。

【精讲】

人们都在追求脉象显示什么病，把的脉都是这些东西，那么到底什么才是最根本的？中医的基石是什么？是一元之气。在整个诊病的过程中，不探查一元之气，上来就研究对应什么病，就入歧路了。切脉就是对一元之气的感知。

现在有些医生一把脉就说，肾虚了，好像整个五脏六腑都在这小小的寸口上，把脉就全都可以看见了。其实正像李时珍在谈他诊脉的体会时说的，非候五脏六腑之部位也，乃候五脏六腑之气也，我们候的是"气"。

因此，要从一元之气入手，把它真正地落实到中医的实践中。但是它和现代医学不在一个理论基础上，只有从气的高度上来认识，遵循阴阳的法则，才能最终落实到实践中。中医理论的基石"气"不能在诊脉过程中当作诊察对象被把握，在《黄帝内经》中"气"字共有3000多处，由此可见不理解"气"，怎能读懂《黄帝内经》，怎能学会真正的中医脉法。

"气"这个词，包含了"物质"和"运动"的双重概念。气在人体中的运动方式无非就是升降出入，《黄帝内经》云："出入废则神机化灭，升降息则气立孤危。"如此人体的奥妙尽皆概括于气、阴阳、升降出入之中。所以说，气就是把握整体，我们说辨阴阳第一，要辨阴阳，就要先找到"一"。在这里面容易落入一个误区，也就是说比啊比，阴阳互比，愈比愈糊涂了，为什么？因为没有辨阴阳，辨阴阳的前提是找对

"一"，所以《黄帝内经》上说，"阴阳者，数之可十，推之可百，数之可千，推之可万，万之大不可胜数，然其要一也"。整体要把握好，也就是说进行阴阳互比的时候，左边跟右边是一对阴阳才能构成一个整体，那么在左右之间才有可比性。男人和女人就是"人"这个整体里的阴和阳，只有在这个前提下，来讨论男女，才有意义。要先进行对"一"的把握，然后再辨阴阳，一层一层地辨，如果不按着这个思路来，肯定要失误。

在学习阴阳的时候，首先要有一个统一的概念，先找它的统一性，即使在哲学里面讲矛盾的时候，也是在同一范畴内才能分析这个矛盾，不在同一范畴内去把握这个矛盾肯定是不行的。这就涉及什么问题？哲学如何指导我们的生命就显得非常重要。岐轩脉法就是紧紧抓住了这一点，辨阴阳第一，先找出这个"一"，因为《黄帝内经》云"万之大不可胜数，然其要一也"。岐轩医学就可以概括为一句话——"守一元而法阴阳"！

我们说"守一元而法阴阳"这句话，对应《黄帝内经》上哪句话？就是"阴阳者，数之可十，推之可百，数之可千，推之可万，万之大不可胜数，然其要一也"。岐轩医学的精神就是"守一元而法阴阳"。我们要在整个脉诊的实践中准确地贯彻我们的世界观和方法论。首先是"气"的一元论，一元之气无处不在，我们跟一元之气是分不开的，整个宇宙处在混沌的阴阳状态，人就是秉承这个混元的"一"而生，这个"一"是"先天"的。

其次，是法阴阳。这个"一"到"后天"之后就变为阴阳，动而分为阴阳，这个阴阳有很多层次，我们认为人体就是一个多层次多角度的阴阳共同体，人体左右分阴阳，上下分阴阳，前后分阴阳，内外分阴阳，脏腑分阴阳，气血分阴阳，经络分阴阳，这层层的阴阳，我们辨出来之后，再用阴阳的法则解决。首先要建立这样的世界观和方法论，然后落实在实践中，不能纸上谈兵。理论和实践不能融会贯通，永远是一件痛苦的事情。

前年，我们做高级班轮训的时候，有一个从新加坡回来的学员，他站起来发言很感慨，说自己干了 30 年的中医，理论是一套，实践是一套，理论上觉得说得也对，实践又挨不上，只能是套方子，理论和实践不能结合，这个鸿沟让他痛苦了 30 年，通过这次培训，终于把这个鸿沟跨过去了。其实这个很简单，无非是把哲学和实践融会贯通一下，只要我们用心就行了。

误区 6：古今医家对脉象之描述多是仁者见仁，智者见智，很难统一，学习时不能体察医家之本意，故而让人莫衷一是。

【精讲】

如果大家都靠感觉，能统一吗？不能统一，随便拿一个脉象来看都统一不了。我 8 岁时第一次去北京，那是八几年的时候，在北京也没有什么高楼，在去新华社的路上，我姐和我说，你看那个楼高吗？十四层还是十几层，她说这多高啊，我说不高。因为我家门前有一座山，怎么也有几十层楼高，我家西面还有一座更高的山，到现在我都没爬上去过，所以说，在我的意识里面什么叫高，是超过我家西面那座山，那才叫真正的高。我们在生活经历里面对事物的认知有自己的标准，有自己的主观认识在里面，你说高，我说不高。摸脉也同此理，你说摸摸这脉，这脉真弦紧，可我一摸，不弦紧，就好像弹棉花。如果没有摸到过真正弦紧的脉，就绝对不认为是弦紧，这与主观感知有关系。

对脉象的描述，受很多主观因素的影响，就像描述滑脉如荷叶承露，能感觉出来吗？感觉不出来！所以王叔和说："滑脉，往来前却，流利辗转，替替然，与数相似。"进了又退，来的时候，还没有来，马上就退回去了，退下去马上又来，这就是在原地动，就是前却的感觉。然后，辗转流利。转动，辗转流利，像珠子了吧？那王叔和描述的准确不准确？他有界定，往来和流利是描述前却和辗转的。但后人却给改了，说成是：往来流利却还前，流利描述往来去了。我们的教科书上描述滑脉，说：往来流利。滑脉又主痰、又主宿食、又主蓄火、又主血，还说往来流利？从理论上推，就说不过去。

而各家所说的滑脉还不是一回事。张仲景说滑脉，"翕奄沉，名曰滑，沉为纯阴，翕为正阳，阴阳和合，故令脉滑"。这是阴阳和合了。《黄帝内经》也说，脉弱而滑是有胃气也，有胃气则生，无胃气则死。还没把其他大医家的话写出来，随便举出两个例子，就有偏差了！所以靠感觉学脉，学不到头，这就是误区。就像给一个人起了个名字叫张三，然后又给另外一个人起了个名字也叫张三，结果有人就认为这两个张三是同一个人，但其实是理解错了，此张三非彼张三。所以我们学了很多浮脉、滑脉的知识，传承下来以后，把古人的描述一综合，其实说得不是同一回事。所以说在这个误区里面转，很痛苦。

我去北京讲课的时候，有人问我，原先已经习惯了上来先找脉象，然后再看病，现在改不过来怎么办。我问他从脉象下手，你的路能走多远，他说走不了多远。我就问他，明明知道这是正确的，那是错误的，你就不愿意改，那我也没办法。知错能改就是有智慧的人，知错却不改，这样的人太多了。

特色七　岐轩脉法根于经典，体系完善。

岐轩脉法取法于《黄帝内经》"察色按脉，先别阴阳"之旨，以诊法为枢要，直指其本；以脉名为纲目，表里贯通，脉法秘要尽皆融于其中。一改医界"心中易了，指下难明"之困惑。

【精讲】

岐轩脉法根于经典，体系完善，它遵循的原理来源于《黄帝内经》，"察色按脉，先别阴阳"。整个岐轩脉法，其实都是在演绎这句话。这句话说起来简单，但是真正落实到手下时，就没有那么简单了。当真正能落实到手下的时候，就已经是质的变化了。因此，我们讲，以诊法为枢要，直指其本；以脉名为纲目，而表里贯通，脉法秘要尽皆融于其中，也就是说，从今以后再不是"心中易了，指下难明"的感觉了，我们会用脉图的方式来表达对它的感知，那个时候只有一个问题，就是这个图描述得准确与否，这里体现的就是个人的观察力，以后我们还要一步一步地去讲，怎样去观察，观察要遵从什么样的法则。

特色八　岐轩脉法深入浅出，易学易用。

从根本的、最基础的中医原理入手，气一元论和阴阳五行学说贯穿诊断和治疗的始末，可谓理通、法明，一通百通。真正是"真传一句话"，"大道至简至易"。人人可学，对非专业医师在养生保健方面更是具有重大意义。

【精讲】

岐轩脉法应该算是深入浅出，易学易用，但是有些学习者开始学习觉得挺难。我在 2005 年的时候，教了 20 几个按摩学员，先让他们学会摸脉，学了一些中医基础理论，就讲气一元论、阴阳五行，大概 1 个多月以后，我给他们讲了 2 个小时的岐轩脉法，让大家周六周日回去练习。等周一他们返校时都很兴奋，很高兴，一把脉是什么样的身体状况，都被他们摸出来了，非常兴奋。所以，大家不要把岐轩脉法想象得非常深奥，当你把它想得特别难的时候，反而不知道抓哪一块，其实我们讲得非常直截了当，只要按着要求去做就能学明白。

有一个 16 岁的中学生来学习脉法，参加了两次普及班，开始并没有好好听，后来听着听着就听出感觉来了，他前一段时间回家的时候，试了一把，很开心，通过把脉他能发现问题了，他就觉得阴阳，升降出入很有道理，回去后他把脉能把出点东西来，而且把得比较准确，人们都很惊讶。有的学员已经念本科了，有的都毕业了，学完后还是一头雾水，是什么在起作用啊？就是一叶障目，就是学的东西太多了，不知道哪个是主线，不知道哪个才是真传的那句话。

"察色按脉，先别阴阳"。我们反复强调：辨阴阳第一，阴阳互比第二，升降出入在脉中。可是在把脉的过程中，不知道如何去落实，脑子不去往这想，想得倒是很多，一切脉，五脏六腑都想起来了，这主心，这主肝，这主肾，这主肺，这主脾胃。但是找不出本质来了，因为想得愈多，当你在考虑这些的时候，思维愈容易落于局部。虽然看似切脉部位很全面，但仍然是局部，没有建立起来整体的观念。昨天有个徒弟跟我说，我现在终于两边一块看了，之前看了这么多年都是先看左边再看右边。但是，你认为他把握阴阳了？没有！

大家一定要知道，思维的升华和飞跃，并不是说看看左边看看右边，就叫把握整体了，我看了心脉看肝脉，看了肝脉看肾脉，三部九候，哪部我都看，仔仔细细地看完了，得到一大堆信息，这个地方硬，这个地方滑，这个地方浮，能说明什么问题？盯了半天局部，最后还是局部。我打个比喻，大家看"医道酬精不懈德"这幅字，如果我把它分割成碎片，让你一块一块地去看，然后我问你这幅字写的是什么？能看出来吗？大家能不能明白我的这个比喻？就是说你仍然是看心脉、看肝脉、看肺脉、看脾胃，这样一步一步地去把，把完了就相当于我把这整幅字分成几块给你看，最后你看完碎片还是这些碎片，这幅字到底是什么？没有看出来。大家在切脉的时候仍然落于局部，没有把握整体，所以很难一目了然。

我们在切脉过程中有没有犯这个错误呢？后边我们讲"起伏定乾坤"的时候，就是要用一个起伏把所有的东西贯穿起来看，后边我要讲如何实现对整体的把握，整体观念的落实，讲"起伏定乾坤"就是为了解决这个问题。但是有人仍然忽略了"起伏定乾坤"这条主线，仍然落在心肝脾肺肾，三部九候某个位置、某个地方，摸到的是一种什么感觉？所以说学中医要讲究整体观念，要在脉诊上开始落实了，不能光纸上谈兵，要去落实。

岐轩脉法做到了深入浅出，易学易用，说它简单，其实就可以归结成几句话，入手非常快。说它深入，它能包罗万象。

特色九　岐轩脉法诊治统一，实用性强。

《黄帝内经》云"阴阳者，天地之道，万物之纲纪……故治病必求于本"，也就是说，治病就是"调阴阳"，由于岐轩脉法的"辨阴阳"与"调阴阳"的高度统一，使得调阴阳不再是一句空话。

【精讲】

岐轩脉法诊治统一，实用性强，因为我们遵循的就是诊断辨阴阳，治疗调阴阳。比如说昨天有个朋友感冒了，有个学员给他把脉，问我脉收得这么紧，为什么？我说紧不就是受寒了！他说给他往外散不就好了吗？我说是啊，就这么简单。他的气机束住了，给他升散不就可以了吗？他受寒了，我们用药的时候也要用麻黄、桂枝、荆芥、防风，都是给他升散寒气。用药是这样，做手法也是这样。我说岐轩脉法，岐轩医学，包括中医在内，其实学好了以后，是一个什么样的医生呢？就是一个难得糊涂的医生，为什么叫难得糊涂呢？有的东西我根本就不知道，我连想都不去想，我只要把出脉来了，我根本不去想那么多，我就抓住这两点，阴阳和升降出入，治疗时调阴阳就行。如果阴阳是宇宙的法则，是生命的法则，那么阴阳平衡，阴平阳秘应不应该好呢？应该好。

如果调阴阳，调平衡，调完还不平衡，那说明什么问题？说明我们的诊断错了，或者是这个理论错了。如果诊断准确，判断出不平衡了，把升降出入调平衡了，就应该好，实践验证也是如此。所以说，我不用去考虑那么多东西，甚至于包括我们中医讲的那么多证型，只要能辨出升降出入，辨出气血体用，就可以给他治好，就可以做一个难得糊涂的医生。中医讲究调阴阳，阴阳平衡就是宇宙的法则，要紧紧抓住这个核心。

我谈谈我的个人经历。2004 年我辞职开了自己第一个诊所，过去在单位都是固定病人，我不用去考虑有没有患者，就是没有患者到月也照样发工资，所以没有压力。当我 2004 年自己开诊所的时候，没病人就不行。

　　我找了一个好助手，我那个助手不会把脉，但是病人一进来，他拿眼一扫，就知道这个人大概什么病，他经验太丰富了，因为他在基层每天看病打针输液，有很多很多患者。然后说你等我老师过来开药。然后我在开药的时候，那病人说，学生都这么厉害，老师得更厉害了。等我把脉的时候，我说你阴阳不平衡了，气升不上来了，病人说这都是什么啊？所以我把完脉之后，基本可以把病人说糊涂，因为我就知道阴阳失调了，气机升降出入失调了，我明白，病人不明白，病人没听说过这些描述。病人就睁着大眼睛，听完了就稀里糊涂的。那时候我还不敢开大方子，五付药就那么一捧，我那时候开药就是十克八克，因为那时候都是小病，没什么太大的病，五付药花了二三十块钱，然后病人掂掂药看看我，再掂掂药，再看看我，走到门口再看看我，再看看药，就走了，我很清楚他们在想什么，真的假的啊。等过五天之后回来了，高高兴兴地来了，吃了这么小点药就有效果，太好了。

　　所以说，不管我说了什么，只要能辨出阴阳，辨出证来就行。阴阳是个证，我只要把这个证辨对了，只要能对证下药，效果就会出来，大部分都是两三服药就出效果了。前半个月七八个病人，后半个月十几个，到第二个月病人就多了，第三个月病人就更多了，到第四个月忙得不可开交。

　　当然，随着经验的积累，能够从证到象，证和象之间能灵活地转换，见到病象马上推到证，这是辨证以后的那个证，阴阳之证，当你从脉象上辨出阴阳之证以后，马上又转换成症状。患者告诉你他的症状之后，你再马上推到他的阴阳之证在脉上去验证，所以说能够灵活转换的时候，这就叫做脉症合参，能到脉症合参的时候，水平已经相当不错了。

阴阳是宇宙的公理，我在实践验证，对阴阳的自信来源于我在临床上的运用，自信是怎么样产生的？有效的实践才能产生自信。所以说，岐轩脉法实用性很强，实现了诊治的高度统一。

特色十　脉法可以速成，关键在理法。

《灵枢·终始第九》中说："所谓气至而有效者，泻则益虚，虚者脉大如其故而不坚也，坚如其故者，适虽言快，病未去也。补则益实，实者脉大如其故而益坚也，夫如其故而不坚者，适虽言快，病未去也。故补则实，泻则虚，痛虽不随针减，病必衰去。"也就是说如果做完针灸或推拿，患者脉象没有向阴平阳秘的方向发展，只能证明得出的脉诊结果不准确或治疗方案有误。所以，我们据此总结出了临床实践脉法的捷径，那就是通过针灸推拿来治疗疾病，这样就可以在治疗前后的极短时间内获得脉象变化信息，结合脉理分析，并随时纠正脉诊诊断思路，改变治疗方案以获取最佳治疗效果。

【精讲】

岐轩脉法还有一个更重要的方面就是可以速成，关键在理法，《灵枢》上面的这句话就是针灸得气的原理。我们发现，要想迅速地学会岐轩脉法，就要把针灸、推拿和脉诊紧密结合，运用针灸、推拿达到立竿见影的效果，这样脉象前后变化迅速，脉法学得就会很快。

特色十一　岐轩脉法是传统脉法的继承和发扬，以辨证论治为目的，中医理论贯穿始终。

我们认为，以西医病名为诊断目的的脉诊为西医脉诊，为中医辨证论治服务的脉诊则是中医脉诊。从取脉部位来分有三部九候诊法、寸口诊法等。

真正的中医脉诊，应该是以中医基础理论气一元论、阴阳五行学说为指导，以中医证候为诊断目标，以准确实现辨证论治为终极目的。

【精讲】

目前，有些脉法，通过这个脉把西医病名套到你的身体上，通过这种方法来实现他的诊断，最后达到最高境界就像一台 CT，但是这个 CT 做完了之后，无法辨证论治，也开不出中药来！因为诊者是按照全息理论，根据现代医学理论套上去，可能你有这个病，但是，中医的辨证论治要的是什么？要的是证，辨出证来之后才能组方。根本就是两套体系，两套理论，这种诊断不能为辨证论治提供任何有意义的指导。

特色十二　岐轩脉法是掌握岐轩医学体系的密钥，是学习"岐轩医学"的必由之路。

岐轩医学体系的建立是以脉法为基础，治疗永远都是以准确诊断为前提，然后才能施以针灸按摩、处方用药等。所以，要想真正掌握岐轩医学体系，就必须在中医脉诊上下大工夫，此所谓一通百通。

【精讲】

望而知之谓之神，闻而知之谓之圣，问而知之谓之工，切而知之谓之巧，既然脉诊是一个巧，是一个捷径，那么就得下工夫。连捷径都懒得去尝试，那么神、圣、工就更难了。也就是说，脉诊是掌握岐轩医学体系的密钥，是学习"岐轩医学"的必由之路。把岐轩脉法学好，把气一元论、阴阳、升降出入落实到实践当中，就算是中医入门了。学一年你的中医理论已经具备了，但是为什么不行呢，就是你没有办法让它跟实践相结合，从理论到实践这个桥梁，在哪里？就在这个脉法里面，也就是说，学完岐轩脉法就在理论和实践之间架起了一座桥梁。

特色十三 岐轩脉法因其准确辨阴阳和把握气机运动的优势，故在养生保健治未病方面开创了一片崭新天地，将引领辨证养生新潮流。

《黄帝内经》云"上工不治已病治未病"，所以说中医在预防养生方面是极具优势的，而真正的养生保健同样需要辨证施法，才能做到有的放矢，然而即使是专业人士在真正临床时亦很难做到准确的辨证论治。然而学了岐轩脉法，哪怕只是初级普及内容就足以做到日常的养生保健了。自此辨证养生将会普及，盲目保健将会愈来愈少。

【精讲】

我们不能盲目地养生，一定要辨证养生。比如过去气功热的时候，有练好身体的，也有练坏身体的，为什么，一套功法下来，有的人就适合，有的人就不适合，能不能知道哪些人适合练，哪些人不适合练，现在一把脉就知道了，这个人要练这个，那个人要练那个。

我举个例子，前年的时候，我有一个患者每天早晨发病，症状就是每天早晨3~5点都倒气，倒两个小时，天天早晨如此，痛苦得不得了，后来我说这是什么病啊？第一次把脉还不太典型，开了三服药，他跟我说效果不是很好，我就问他，我说你什么时候得的病啊？看着他的脉，当时因为病人太多有点疏忽了，没有详细地去参脉与症之间的关系，我就问他，我说你在得病之前都干什么，干过特费力的活吗？他说在得这个病之前，有一天他用铁锹去翻地了，足有一亩地，一般的时候蹬那个铁锹的时候都习惯右脚蹬地，大家想蹬地的时候要不要用力啊？他这样蹬了整整一天，说今天不翻完他不睡觉去，翻到了晚上终于翻完了。后来我再仔细看，他右边的脉象起不来了，右边的脉没有来势，气根本就不往上升，我说这右边大气下陷了，用升陷汤原方，升陷汤连吃了三天，他说真吃不下去中药了，我说你再给我三天，三天以后他说好了，我问还吃不吃？他说我得巩固一下，我得再坚持吃半个月。大家想他干活的姿势也相当于是导引，所以他把那气导引得升不上去了。很多病就是在日常生活中得的，我们怎么去给他调理啊？所以说养生也需要辨证。

我曾经见过很多患者，都是因为养生养坏的，一看脉象知道他的气机是怎么运动的，看得很清楚，所以说我们整个脉法非常的简单。大家也不要想得特别复杂，只有这样你才能学了就能用。只要记住我们中医的核心——气一元论、阴阳，有这种世界观和方法论，将来落实到实践中，死死地扣住这东西就没有问题！

"一呼一吸四五至，阴阳消长四时分，上下左右浮中沉，来去至止细推寻"。这句话非常的重要，这里面实际上就已经包含了很多把握阴阳核心的东西，将来把它整合成一个整体去看，比如说居住环境对人体有没有影响，先天禀赋有没有影响？春夏秋冬有没有影响？饮食习惯有没有影响？甚至是接触的朋友对自身都会有影响。所以说这么多影响，要一条一条地分析，肯定能分析清楚。

大自然中还有很多影响的因素，比如天上的北斗七星、太阳东升西落、月亮阴晴圆缺，都有影响。宇宙中这么多东西最后综合到一个点上，其实是通过一个点，来体现一个整体。最后不管怎样，达到整体平衡即可。运气医学和子午流注必须要考虑这些问题。

第二章 岐轩脉法原理阐微

第一节 原理遵经

经云："微妙在脉，不可不察，察之有纪，从阴阳始。"又云："善诊者，察色按脉，先别阴阳。"何以古圣诊脉先别阴阳？盖阴阳者，天地之道，万物之纲纪，变化之父母，生杀之本始，神明之府也，天地万物无不由之，故诊脉治病必法于阴阳。岐轩脉法亦谨遵《黄帝内经》"别阴阳"之旨，始终不离其本。

是以圣人持诊之道，必先候阴阳而持之。切阴不得阳，诊消亡，得阳不得阴，守学不湛。知左不知右，知右不知左，知上不知下，知浮不知沉，七诊不俱，治必不久矣。

老子云："天下皆知美之为美，斯恶已；皆知善之为善，斯不善已。故有无相生，难易相成，长短相较，高下相倾，音声相和，前后相随。"故阴阳双方皆以另一方为存在条件。

是故脉之虚实盛衰，大小长短，滑涩迟数皆是阴阳双方互参互比而得，犹如权衡之法，一若不善比，则轻重不分，盛衰难定，虚实易混，脉象难明。

故阴阳互比之法乃岐轩脉法之重要灵魂，它贯穿于《黄帝内经》各类诊脉方法之中，人迎寸口诊法即是互比之典型代表，当然三部九候诊法也充分体现了这一脉诊思维方法。

在辨阴阳基础上进行阴阳互比，比而难分则如清浊未分、天地未判之混沌也，太极也；比而分之则两仪也，再比而分之则四象也，五行也；再比分之则八卦也，万物也。故曰：无极生太极，太极生两仪，两仪生四象，四象生八卦。医易同源而两歧，终又在"岐轩医学"之中融为一体。

又尝闻矮人脉短，高人脉长之语，实矮人亦有脉长之病，高人亦有脉短之疾。故此二人脉之长短非二人互比而得，乃各自阴阳二脉互比而得。

经云："阴阳者，数之可十，推之可百，数之可千，推之可万，万之大不可胜数，然其要一也。"故阴阳互比之法亦不可乱点鸳鸯，胡乱比之，其要亦一也，此理非常重要，不明此理则动手便错，于"岐轩医学"基础篇当详而论之。

以上经论，于初学者尚难短时就能开悟，但通过对阴阳原理的深入学习后，就会明白岐轩脉法融合了中医的全部基础知识在里边，从而更加明白"吾道一以贯之"之重要！"岐轩医学"始终以"气一元论"为根基，以"阴阳"为总纲，上下贯通，表里如一，真正可以实现中医的顿悟，一通百通。

下面讲原理遵经。其实在整个过程中，我们已经把岐轩脉法所遵循的原理讲清楚了，但是有必要在原理遵经里做一个总结，《素问·脉要精微论》云："微妙在脉，不可不察，察之有纪，从阴阳始。"《素问·阴阳应象大论》云"善诊者，察色按脉，先别阴阳"，所以说，遵经遵的就是《黄帝内经》。但是这里面我总结的这几段话，不仅仅出自《黄帝内经》，准确地说，其实很多东西来自我们的传统文化。

"是以圣人持诊之道，必先候阴阳而持之"，诊了左边还得诊右边，先候阴阳而持之。"切阴不得阳，诊消亡，得阳不得阴，守学不湛"，所以说诊脉不能仅诊局部，一定要阴阳同观，把握整体。"知左不知右，知右不知左，知上不知下，知浮不知沉，七诊不俱，治必不久矣"，对于阴阳这个法则，老子也说过，"天下皆知美之为美，斯恶矣，皆知善之为善，斯不善已"，就是说，阴阳是一个相对的概念，即当我们描述一个事物的时候，一定要有参照物，当你说这个人长得真漂亮，你的心里会有一个丑的跟他对应。同样一个人，我不喜欢，也许另一个人就觉着好看，说明我们两个人对于丑的标准不一样。就像杨贵妃，有人觉得很胖，有人觉得真漂亮，环肥燕瘦，漂亮的标准在哪里？没有标准，每个人都有自己的标准。所以当描述一个东西的时候，一定要告诉所选的参照物，一定是相对的，有参照物，这才是最客观的描述。

所以我们讲什么叫高呢，每个人都有自己的主观标准。但是我要做测量，就不能说这好高啊，怎么办，我得说海拔多少。所以，这个海拔有没有参照物呢？海平面。参照海平面，测量这个物体海拔多少，描述才准确。所以老子云，"天下皆知美之为美，斯恶矣"，那里面是有一个标准的，是参照相应标准说的，"故有无相生，难易相成，长短相较，高下相倾，音声相和，前后相随"，所以说，阴阳的双方皆以另一方为存在条件。诊脉的时候，知阴不知阳不行，知阳不知阴也不行，知左不知右不行，知浮不知沉也不行。我摸着脉浮，这个时候你一定要知道，心里一定要清楚，我这种描述一定是有它相对的参照物，我才会这么去描述去观察，观察一个东西永远要先找参照物，找不到参照物，就没有办法去观察。有时人会和原先的主观感知作参照，比如说这个人真漂亮，其实是参照自己过去内心的那个参照物，据此描述这人眼睛怎么长的，鼻子怎么长的，嘴怎么长的，耳朵怎么长的，这叫描述。

　　"是故脉之虚实盛衰，大小长短，滑涩迟数皆是阴阳双方互参互比而得，犹如权衡之法，一若不善比，则轻重不分，盛衰难定，虚实易混，脉象难明"。所以这就是原理遵经，这些思想在古代的经书里面讲得非常清楚，我们要遵循"守一元法阴阳"这个理论、这个法则去解决问题。"故阴阳互比之法亦不可乱点鸳鸯，胡乱比之，其要亦一也"。即要先找整体，所以说阴阳互比是岐轩脉法的重要灵魂，它贯穿于《黄帝内经》的各类诊脉方法之中，人迎寸口诊法即是互比之典型代表，当然寸口诊法、三部九候诊法也是利用这个理论。所以说，在辨阴阳基础上进行阴阳互比，比而难分我们可以把它看做一个混沌的太极，比而分之则两仪，就出来了阴阳，当比出阴阳的时候，有了巨大差异的时候，还叫阴阳平衡吗？当比出阴阳的时候，结果已经出来了，就这么简单。当阴阳不失衡的时候，你能比出来吗？例如两个人一般高，你怎么比谁低谁高呢？所以就没法比了。所以找到"一"，辨完阴阳，再阴阳互比，这个思路非常的重要，这就是用智慧来解决问题。

　　比如说，高个子人脉长，矮个子人脉短，胖人脉沉，瘦人脉浮，瘦人多火，胖人多痰，体质导致了脉象不一样，所以切脉的时候就千差万别了。但是对于平人脉象，这个时候我们要知道，他作为一个相对健康的个体，仍然是阴平阳秘、阴阳平衡的状态，所以这时候我们对脉象的描述，不应和别人比，而是和他自己比，和他自己体内的阴阳互比，"矮人亦有脉长之病，高人亦有脉短之疾"，所以我说脉象跟自身有关系，不是说高个子人的脉就长，矮个子人脉就短，把他们两个作比较，切脉不是这么切的。这就是我们刚才讲的，原理来源于《黄帝内经》。我们不要执著于你认为或者我认为如何如何。作为一个有智慧的人，任何东西都要看得清清楚楚才行。

第二节 平人脉象

天地者，一大太极也，人身者，一小太极也，天下万物亦各具太极之理。太极者，阴阳相抱而不离也，阴非其阴，盖阴中有阳；阳非其阳，盖阳中有阴。阴得阳和，阳得阴收。故经云："阴平阳秘，精神乃治，阴阳离决，精气乃绝。"

是故平人之脉象亦必合于阴平阳秘之旨，合于太极混元之理。所谓平人者不病，不病者，脉口人迎应四时也，上下相应而俱往来也，六经之脉不结动也，本末之寒温相守司也，形肉血气必相称也，是谓平人。

阴阳于脉，浮为阳，沉为阴，平衡则不浮不沉，居于中，即所谓"脉从中直过也"；上为阳，下为阴（寸尺也），阴平阳秘则上下脉大小、浮沉长短来去无偏也。左为阳右为阴，阴阳调和则左右齐等。

《灵枢·禁服》曰："寸口主中，人迎主外。"此寸口人迎者即阴阳。阴主里阳主外，又言："两者相应，俱往俱来，若引绳大小齐等，春夏人迎微大，秋冬寸口微大，如是者名曰平人。"

《伤寒论·太阳篇》问曰："病脉欲知愈未愈者，何以别之？曰：寸口、关上、尺中三处大小浮沉迟数同等，虽有寒热不解者，此脉阴阳为和平，虽剧当愈。"

又《伤寒论·平脉法》曰："阳脉浮大而濡，阴脉浮大而濡，阴脉与阳脉同等者名曰缓。"缓即平人脉也。

人者禀中气而生，中气者土也，土之数为五，故人一呼一吸之间，脉当五动以应土，且五十动（以应天地之数）而不结代也。

阳性刚，阴性柔，阴阳和合，刚柔相济，脉亦如之，故似有力似无力也。脉之至为阳，当有力，阳中有阴，故不失其柔；脉之止也，为阴，象地，故脉软柔，然阴中有阳，故亦不失为有力。

故悟得太极即平人之理，则平人之脉象亦知矣。

我们直接切入平人脉象，下面讨论什么叫平人脉象？从中医的角度讲，应该知道什么称为有病？阴阳失调即为有病。所以人们慢慢地就感觉，看中医都是阴阳失调这句话。但是如果能真正地辨出阴阳来，中医的智慧就显现出来了。所以说无论是男女老少、高矮胖瘦，中国人还是外国人，只要他是相对健康的，那么用阴阳的法则来看，就应该是处于一种相对的平衡状态。不管是男的女的，老的少的、高的矮的、胖的瘦的，只要是相对的平衡、相对的健康，他就是处于阴阳平衡的状态。在所有相对健康的群体里面，那个不变的总法则就是，"阴平阳秘，精神乃治，阴阳离决，精气乃绝"。

我们在诊脉时，能不能在这个群体里面找到相对健康，切出阴平阳秘，就显得非常重要。什么叫做阴平阳秘，这就需要认真分析了，所以说，平人脉象是金标准、量天尺。我当时在考虑这些问题时，也是因为受到这句话的启迪，只要他是健康的，阴阳就得相对平衡。在脉上如何体察阴阳平衡与否，在《黄帝内经》里人迎寸口诊法是怎样诊的呢？"人迎一盛病在少阳，人迎二盛病在太阳，人迎三盛病在阳明"，这样描述的言外之意是什么，人迎跟寸口之间进行比较，比较完之后，就看到病在哪，不管这种思路的临床意义多大，这种思路就是阴阳互比，谁跟谁可以互比，大家知道一定要是同一体内的一对阴阳才可以互比，不在同一体内的阴阳互比则没有意义，所以说我们要用这个原理来把握平人脉象。

阴阳是一种理论、一种原理、一种法则。阴阳是"天地之道，万物之纲纪，变化之父母，生杀之本始，神明之府也"，它是一个宇宙的公理，不是一个具体的东西，所以我们要用阴阳来看待人体生命的时候，肯定也要遵循阴阳的法则。"阴阳者，数之可十，推之可百，数之可千，推之可万"，那么我们就在人体之内数阴阳可不可以？可以，人体从中间分开，左右分两半，这是一对阴阳；从前后分开，也是一对阴阳；上下分开，也是一对阴阳；内外分开，也是一对阴阳；有气有血，就有阴有阳；有动，有不动；有主动，有被动；有脏就有腑，所以说人体内的阴阳非常之多。

所以，我们知道人体健康不健康，左右看看平衡不平衡，比一比；上下看看平衡不平衡，比一比；内外看看平衡不平衡，比一比。通过各个层次的阴阳，一个层面一个层面的反复去观察互比，最后找到它的矛盾焦点，突出的焦点在哪个层面，我就知道下手该调哪个层面的阴阳，这个时候，阴阳就成为我们分析问题、看待问题的一个法则，一个方法，不再是一个具体的东西。比如，心脏为我们身体两侧供血，它不会因为右手基本承担了大部分的工作，就多给补充营养，最后右手就增大。也不能因为这人太聪明了，就给你往脑子上多输送血，就变成大脑亮了。无论怎样，人都要保持一个动态的平衡，这种动态的平衡一旦被破坏，从而就产生疾病。

人体要保证向内脏的供血和向肢体的供血维持一个相对动态的平衡。运动的时候，如果不给内脏供血，只给肢体供血，可以不可以？如果这种失衡超过了一定限度，跑两步就猝死了，为什么？因为失衡了。人过四十以后，就步入更年期了，我们说阴就是指里面的五脏，脏为藏精之所，藏精气而不泻，这时候还能藏得住吗，藏不住了。这个时候气血向外输送比向里面供应的就多了，稍一动就会烘热汗出，失衡了。你看那脉象，收不住了，大家说内外这对阴阳失衡了，我们重点要观察内外平衡不平衡。这人头晕，天旋地转，寸脉高，再高点，就有风象，风象说明什么问题？往上冲得厉害了，容易头晕，所以说是上盛下虚之象，这叫上下互比，上盛下虚。

所以说，先把握一元之气的升降出入，阴阳平衡与否，再把握五脏六腑，然后八纲辨证，再往里套，一套一个，因为我说了这个"一"把握不准，后边的东西就像大厦没有基石一样，所以，我们整个的辨证体系，如果少了一元辨证，后边的辨证，就很难把握。这就是平人脉象。人体作为一个多层次多角度的阴阳共同体，我们要从不同的角度去观察互比，看他的阴阳是否平衡，而不是把它一刀切，人是多个角度多个层次的阴阳，前后、左右、上下、内外、脏腑、经络、气血，一层一层，所以这个时候我们要从不同的角度去看，一层一层地看，最后我们会把焦点锁定，看是这个层面的阴阳有问题，还是那个层面，或者几个层面的阴阳交织在一起，出现了问题。我们把一些复杂的问题简单化了，对于人这个整体，如果上来就不辨阴阳混沌着看，是看不出问题的。

所以说，辨阴阳第一，阴阳互比第二，升降出入在脉中，阴阳平衡就是通过阴阳互比，阴脉和阳脉的互比观察。它们之间的差异很小，我们就认为这个层面的阴阳没有问题。经过一层一层阴阳的互比之后，基本处于阴阳平衡的状态，基本上找不出明显失衡的层面，就可直接告诉他，你身体太好了！这就是岐轩脉法观察的核心——遵循阴阳法则，把阴阳的法则落实在实践中。比如经常吃激素的人，满月脸，阴阳绝对的失衡，长期吃激素的人，看脉象先是脉象变大、变空，然后变虚，出现内外失衡的状态，所以说，我们在观察整个人体的时候，要从不同的角度来观察。

　　什么叫平人脉象，平人脉象不是一种脉象，它是我们运用阴阳的法则对整个脉象剖析出来的一种平衡的状态，所以它不是一种脉象，是我们通过辨别多个层次的阴阳，最后发现都是平衡的状态，也就是阴平阳秘的状态。反过来说，无论一个人是高矮胖瘦，春夏秋冬，无论身在南极北极，脉象都会发生相应的变化，但是这些变化如果过于显著，是不正常的，因为变化过于显著会破坏了身体的阴阳平衡，这个时候就叫水土不服。比如说，这个人阴特别虚，里面虚，阳气特别盛，这时候如果去了南方，特别热，里面就收不住，能受得了吗？受不了。如果体内阳气不能透发，气机郁滞，到北方来会怎样？气机就会更出不来了，就会得病，所以气机透发不出来的人，可以到南方去。这个人一看脉象虚大，收不住，没有根基，如果在南方的话，你告诉他去北方吧，两年以后他的脉肯定就会慢慢收起来，因为这跟环境和气候都有关系。

　　当真正学会并理解了中医，如何开药？可以空中取药，空间就是药物，时间也是药物。一看脉透发不出来，里面有郁阻，寒气在深层，冬天的时候给他用药效果相对差一些，可以先调养一段时间，等到春天、夏天再开药，以借助春天升发之气、夏天炎上之气的力量，再给他用药，从里面通开，阴阳就平衡了。

　　所以说，学会了阴阳，学会了中医，对人体的把握是游刃有余，自由自在的。那么，平人脉象是不是一种脉象？当然不是！如果你告诉别人，摸摸这个脉象就是平人脉象，肯定不对。我们是在这种千变万化，一人一象里面，把握脉象变化背后的法则，也就是说春天脉要开始升，《素问·脉要精微论》云："春日浮，如鱼游在波；夏日在肤，泛泛乎，万物有余；秋日下肤，蛰虫将去；冬日在骨，蛰虫周密。"这是说春夏秋冬对人的影响。但是《黄帝内经》中的春弦、夏洪、秋毛、冬石前面还有一个微字，即春日胃而微弦，夏日胃而微洪，有人称为微钩，秋日胃而微毛，冬日胃而微石，所以春弦、夏洪、秋毛、冬石最后必须要以胃气为本，但以胃气为本，一定要有微微的变化。春天的时候微弦，夏天的时候微洪，秋天的时候微毛，冬天的时候微石。也就是这种微微的变化不能干扰阴阳平衡的状态，一旦这种阴阳平衡的状态遭到破坏，人就病了。最难的是哪些病呢，没大病但想调理调理身体，这时候就需要些功夫了，得仔仔细细看，一环一环观察得清清楚楚才可以。

　　这就是对平人脉象的全面分析，它就是整个千变万化的脉象背后那个不变的东西。是通过万千之象，从其背后看到那个不变的规律。所以，你看马克思也很厉害，他说这个供求变化，如果生产的东西多了，需要的少了，价格就便宜；生产的东西少了，需要的多了，价格就贵。根据这个供需关系，价格在不断波动变化，他就提出了价格价值的概念，说价值规律。但是价值是价格吗，是不是一对阴阳呢，如果这种阴阳平衡发生变化，价格就会出现波动，但波动的背后有一个不变的平衡线，波动会围绕着它。这个平衡线隐藏在价格波动的背后，所以这个时候，价值这个概念就出来了，平人脉象的概念就类似于这个价值规律。平人脉象是在千变万化的脉象背后的一种规律，它是整个脉的主导，但是却不能用一个具体的象来描述他，它是规律，就像本质跟现象之间的关系，本质不等于现象，现象不能完全代表本质，但是本质一定是隐藏在千变万化的现象背后，本质和现象是一体的。平人脉象和脉象之间有没有关系？有关系。脱离了脉象的变化就没有平人脉象，所以说这种现象变化的背后就隐藏着一个无形的规律，我们把它称为金标准、量天尺，这就是宇宙的法则。通过这个角度，我们把传统文化阴阳的概念、阴阳的法则和人体最终融合起来，用阴阳哲学的观点来解决人体疾病的问题。

平人脉象是不是一种脉象？肯定不是。如果把平人脉象这个规律，当成了一种具体的象，这个规律就玩不转了。这就是对平人脉象的认识。我们一定要知道辨阴阳，找到这个规律很重要，因为我要解决有没有病的问题，你不能说这个人矮所以他病了。某人个子很小，看似没有力量，但是一把脉，左右一比阴阳平衡，没有多大差距，上下一比上下相应，来去一比来去流畅，一举按充盈有力，是健康的。有人看着很壮，但是一摸脉，上下左右一比一看，左边摸不着脉，也可能是反关斜飞脉。总之，通过这种阴阳互比来诊察你身体是不是有问题。

通过互比可以找出差异，这种变化如果不大就可以忽略，找到那个最显著的差异，就把这个目标锁定，就是这个层次的阴阳失调了。我觉得这是一个很简单的问题。这个道理很简单，谁还不会阴阳互比，关键是大家学了很长时间的岐轩脉法，还是去找感觉，不去阴阳互参，如果做不到阴阳互参，你的描述就是主观的，所以说切阴不得阳，知左不知右，知浮不知沉是不可以的，一定是浮沉左右上下进行一层一层地观察、比较，最后就知道怎么切脉了，切脉就是这个思路。我们的脉法非常的简单。阴阳的规律、阴阳的法则是真实不虚的东西，它无处不在，阴阳就是宇宙的规律，随处都在体现着，大道无处不在，就是看有没有悟性，所以说平人脉象作为重中之重，要反复思考，才可以真正地把它理解透，才能够上临床不被迷惑。

在《黄帝内经》中用了大量的文字讲述，无论春夏秋冬皆当是春胃微弦、长夏胃微软弱、夏胃微钩、秋胃微毛、冬胃微石，四时皆当以胃气为本，有那么多"胃"字，但人们非得把春弦、夏洪、秋毛、冬石这八个字作为重点，这八个字没有重复，但是前面这个"胃"字可是重复了五次，重复的次数愈多愈重要。《黄帝内经》里面把这个胃气，是不是当做首要的东西呢？这个"胃"就是阴平阳秘的状态，所以说《黄帝内经》里面已经写得很清楚了，无论是春夏秋冬、男人女人、高矮胖瘦，都得以胃气为本，即使有了变化，也得是微弦、微钩、微毛、微石。你说刚才我跟他吵了一架，生气了，不能称为有病，但是一看脉，极弦，就是有病了，告诉他赶快吃点柴胡疏肝散吧，他说我没事不用吃，结果明天就胃疼了，他会说你真厉害，我没吃真胃疼了，其实是这规律厉害，被你看出来了。如果我们一看脉象发生了明显的失衡，即使现在没有症状，自己还没察觉的时候，但症状很快就出来了。所以说，反复出现的"胃"字很重要，这就是我们强调的平人脉象。

脉虽然应四时而变化，但实际仅仅是微微变化，所以无论是南极北极，无论在什么地方，只要是相对的健康，自然对人体的影响应该是什么？是微微的。当这种影响太过严重的时候，干扰了阴阳的平衡，就成为水土不服了。平人脉象，很重要，所以《黄帝内经》上写得清清楚楚，春弦、夏洪、秋毛、冬石的四时阴阳消长其实体现的就是一种平衡，人体的阴阳平衡本质是一个动态的过程，恰是在这种消长过程中体现出阴平阳秘，这种阴平阳秘的规律隐藏在阴阳消长变化现象的背后，所以说必须把握阴阳规律，学会用阴阳规律分析问题，才能清楚地从现象中找出本质。老子还说，"功成名就身遂退，天之道也"。功成名就了，已经如太阳一样如日中天了，下一步是什么，下一步要日落西山，这是不是阴阳的法则，物极不反就要阴阳失衡，就要阴阳离决。

价格跟价值的变化，我们可以用曲线来描述，纵坐标为脉象随四时变化之幅度，横坐标为阴阳平衡线，上为阳，下为阴，这还会让人联想到价值规律，价格以价值为轴上下波动，而价值线正隐藏在波动的价格曲线之中，一旦价格波动幅度太大，必然会发生金融危机，所以说规律隐藏在事物现象的背后，同样脉法也是存在于脉象中的一种规律，如果人体的阴阳消长波动幅度太大，人体阴平阳秘的状态必然会遭到破坏，从而产生疾病。

只要仔细品味《黄帝内经》相关脉语，自可了悟《黄帝内经》主旨，明白古圣先贤良苦之用心，真的是古不予欺！

所以说阴阳的法则真的就在我们生活之中，无处不在，可是我们就是看不出来。有人问，阴重要还是阳重要？我就问他，男人重要还是女人重要。没有办法说男人重要还是女人重要，每个人都在肩负着自己的使命，所以说阴阳平衡很重要，阴平阳秘更重要，对不对？阴平阳秘是我们追求的那个圆融的境界，所以说阴平阳秘。

天地者，一大太极也，人身者，一小太极也，天下万物亦各具太极之理。太极者，阴阳相抱而不离也，阴非其阴，盖阴中有阳；阳非其阳，盖阳中有阴。阴得阳和，阳得阴收。

就像一锅水，放了把米，熬成了粥，水和米已经浑然为一体，这才是那种状态，如果米是米，水是水，这粥肯定不好喝。阴阳平衡是为阴阳交合做铺垫，最终是要阴阳和合的，但是阴阳和合的前提一定是阴阳平衡，基本上没有太大的差别，才能够水乳交融。我们在看阴阳的时候，这是阴，这是阳，我们要粥，给你一碗水当粥，可以不可以？不可以。所以说要让它熬成水乳交融的程度才可以，我们要的是水乳交融，也就是太极，太极的这种平衡观告诉我们的就是这个道理，阴阳相抱而不离。阴非其阴，盖阴中有阳，阳非其阳，盖阳中有阴；阴得阳和，阳得阴收，这就是太极。故经云："阴平阳秘，精神乃治，阴阳离决，精气乃绝。"

"是故平人之脉象亦必合于阴平阳秘之旨，合于太极混元之理。所谓平人者不病，不病者，脉口人迎应四时也，上下相应而俱往来也，六经之脉不结动也，本末之寒温相守司也，形肉血气必相称也，是谓平人。"

这段话已经远远不仅仅是切脉了，这是《灵枢》上的一段话"所谓平人者不病，不病者，脉口人迎应四时也"，有没有那种微微的变化，也就是说天气热了，脉连热的反应都没有，可以不可以呢？不可以，外边热了，你得有点儿热的感觉。外边冷了，你得赶快穿个袄，如果外边冷了，你觉得热，正常不正常？不正常。所以什么叫天人相应，这就叫天人相应。假若夏天在大街上穿着大袄，就不正常了，他还能天人相应吗？不能。所以说"脉口人迎应四时",也就是说这一对阴阳要不要相应啊?要相应。

上下相应俱往来,上下阴阳要不要平衡。六经之脉不结动,不结动就是都在协调运动,没有停顿也没有快,结是慢、停止,动是快。所以说,不结动就是跳得很均匀。"本末",本是五脏,末是四肢,所以说内脏和四肢仍然是寒温相守司,内外也要平衡。形肉血气必相称,一看这人,五大三粗,脉却微细无比。这人危险不危险?他的形体很粗大,脉中气血很弱,形肉血气这对阴阳已经不相称了。一看这人很瘦小,脉却洪大有力,危险不危险,这叫三焦遇火毒,这就很危险。形肉血气还相称吗?不相称了。《黄帝内经》这段话就体现了阴平阳秘的观点。从脉象,从任何一个角度都要体现这种观点,所谓的平人脉象就是阴平阳秘法则在脉象上的一个体现。所以,我们说平人脉象是金标准。

阴阳于脉,浮为阳,沉为阴,平衡则不浮不沉,居于中,即所谓"脉从中直过也";上为阳,下为阴(寸尺也),阴平阳秘则上下脉大小、浮沉长短来去无偏也。左为阳右为阴,阴阳调和则左右齐等。

《灵枢》曰:"寸口主中,人迎主外。"此寸口人迎者即阴阳。阴主里阳主外,又言:"两者相应,俱往俱来,若引绳,大小齐等,春夏人迎微大,秋冬寸口微大,如是者名曰平人。"

这是不是在阴阳互比呢,大小齐等,这个大小是怎么比的?大小齐等,不是他的脉的大小跟另一个人的脉大小齐等,所以有的时候,我摸一个人的脉没劲,他却没病,我摸另一个人的脉有劲,他却有病。这个有力无力是跟谁比?两个人之间能比吗?一个人的气血跟别人的气血能比吗?只要一个人的形脉气象相称，那就没有病。所以说，"两者相应，俱往俱来，若引绳，大小齐等，春夏人迎微大，秋冬寸口微大，如者名曰平人"。《黄帝内经》上说得很清楚。

《伤寒论》问曰："病脉欲知愈未愈者，何以别之？曰：寸口、关上、尺中三处大小浮沉迟数同等，虽有寒热不解者，此脉阴阳为和平，虽剧当愈。"

张仲景说得很清楚。上下比一比，如果大小差不多，浮沉也差不多，就不用担心，基本上还保持上下的阴阳平衡，再严重也平衡，这是张仲景说的。张仲景会不会把脉，知不知道平人脉象。如果我们不知道，能学会《伤寒论》吗？肯定学不会，所以说，整个《伤寒论》的基础，都在这些基础之上。这些思路都没贯通，就无法灵活运用。小柴胡汤证往来寒热，口渴，欲呕，用小柴胡颗粒。水气凌心，振振欲擗地，用真武汤。只能是做一个这样的大夫。这里面没有智慧，只是继承了经验，有中医的智慧在里边吗？没有。

《伤寒论·辨脉法》云"阳脉浮大而濡，阴脉浮大而濡，阴阳脉同等者名曰缓。"缓即平人脉也。

人者禀中气而生，中气者土也，土之数为五，故人一呼一吸之间，脉当五动以应土，且五十动而不结代也。（以应天地之数）

阳性刚，阴性柔，阴阳和合，刚柔相济，脉亦如之，故似有力似无力也。脉之至为阳，当有力，阳中有阴，故不失其柔；脉之止也，为阴，象地，故脉软柔，然阴中有阳，故亦不失为有力。故悟得太极即平人之理，则平人之脉象亦知矣。

从各个角度去辨阴阳，然后阴阳互比。下面我们会讲到脉象剖析法阴阳，我们把整个脉象从七个角度去剖析，然后辨阴阳，把这七个角度的阴阳与人体相对应，整个把脉过程，就很轻松。

周学庭的"缓脉"定平人，很重要。他讲的缓脉也就是讲的平人脉象，但是他把平人脉象和脉象相组合了。周学庭的《三指禅》在中医脉诊中有很大影响，尤其强调以平人脉象为准则和尺度，如无平人脉象之度，切脉就会阴阳难辨，这基本暗合《黄帝内经》脉法之密旨。他认为缓脉就是脉有神气、有胃气的表现，并解释说："四时之脉，和缓为宗，缓即为有胃气也。万物皆生于土，久病而稍带一'缓'字，是为有胃气，其生可预卜耳。"总之，周学庭的《三指禅》是对《黄帝内经》脉法的继承和实际应用的总结，通过学习《三指禅》，我们可以更好地领会《黄帝内经》之脉法奥旨。周学庭的缓脉切得很好，他也得了这种平人脉象之意。缓脉的内涵是什么？周学庭曾作诗赞之曰：四至调和百脉通，浑涵元气此身中。消融宿疾千般苦，保合先天一点红。露颗圆匀宜夜月，柳条摇曳趁春风。欲求极好为权度，缓字医家第一功。

古人就是这么传承，告诉你去感觉，但是人家是怎么练的呢，周学庭提出了"禅悟"之法，"医理无穷，脉学难晓，会心人一旦豁然，全凭禅悟"。大家说禅悟难不难，禅悟比切脉可难多了。"焚香趺坐，静气凝神，将缓字口诵之，心维之，手摩之，反复而详玩之，久之，缓归指上。以此权度诸脉，了如指掌"。

"持脉有道，虚静为保"。但是，这个理还没通，你就开始摸，摸索不出来。我也每天回宿舍以后，拉上窗帘，我也去禅悟，摸这个脉，不好摸出来。但是，只要理解了这个理之后，慢慢的就到手下了，它是从不同的角度去切入。真正的平人脉象，我们要通过阴阳的法则，要用智慧来解决这个问题，不能靠意会，靠感觉，那就不扎实。

上面基本上把岐轩脉法的基本特点阐述一遍，这些东西都是从哪来的，我现在给大家传播的这些信息，全是我们古医家们遗留下的宝贝。我就是把它们整合到一起，所以说，为什么叫"岐轩脉法"也就是这个意思，这就是老祖宗的东西。明白了这个理，明白了这个方法，谁都可以成为好的医生。阴阳道理是无处不在的。我把这个平人脉象给大家阐述清楚，再说一点，平人脉象是不是一种脉象？不是！这点一定要反思清楚，因为这就涉及以后能不能真正的学会切脉。

即使是会摸出这个脉象，积累点儿经验，理不通，到最后也不行。这个病什么时候会好？过去是怎么得的？将来怎么发展？怎么治疗？要没有这个理的话，后边的东西全谈不上了，所以平人脉象极其重要。过了这一关，基本上就过关了，我希望大家再反思，一日三省，把它消化掉，通过我讲的这叫闻，该你们思考了，"思"是一个"田"字，下面一个"心"，把心静下来去思考，脾主思，要想把听到的东西消化掉，一定通过思考才能消化掉，成为自己的东西，学而不思则罔，思而不学则殆，所以说闻了就要思，将来再去修，就是实践，这叫闻、思、修，任何东西都是这种规律，所以说平人脉象明白了，基本上就大功告成了，再把它消化然后变成自己的知识，岐轩脉法的这个根，《黄帝内经》上传承的脉法精髓，也就是中医脉法的精髓，这个种子就算种下了。

第三节　持脉有道　虚静为保

《黄帝内经》中云："持脉有道，虚静为保。"提出了在诊脉时医生应有的心态。易曰"易也，无思，寂然不动，感而遂通"，也就是说持脉之时若能"虚静"，就会"感而遂通"，诊脉就会灵感倍出而处处洞然也。

但是如何做到持脉之时心态"虚静"就要在平时下工夫了，俗话说：台上一分钟，台下十年功。此于业医者也是如此。

作为一个医生必须重视德行的培养，也就是说必须要有良好的医德，才会有成为大医的基础。

元·王好古《此事难知·序》中说："盖医之为道，所以续斯人之命，而与天地生生之德不可一朝泯也。"清·叶天士《临证指南医案·华序》中说："良医处世，不矜名，不计利，此其立德也；挽回造化，立起沉疴，此其立功也；阐发蕴奥，聿著方书，此其立言也。"

清·王士雄《潜斋医话·医鉴》中说："医道微也，非绝欲无私，通神于微妙之乡，穷理尽性，研几于幽明之极者，不足以传也。"

唐·孙思邈《备急千金要方·卷第一·大医精诚》中说："有患疮痍下痢，臭秽不可瞻视，人所恶见者，但发惭愧凄怜之意，不得起一念蒂芥之心。"

清·冯兆张《冯氏锦囊秘录·凡例·附录良医格言》中说："凡诊视妇女及孀妇、尼姑，必俟侍者在旁，然后入房观看，既可杜绝自己邪念，复可明白外人嫌疑，习久成自然，品行永勿坏矣。即至诊视娼妓人家，必要存心端正，视如良家妇女，不可一毫邪心儿戏，以取不正之名，久获邪淫之报。"

《素问·征四失论》中说："道之大者，拟于天地，配于四海，汝不知道之谕，受以明为晦。"

明·裴一中《言医·序》中说："学不贯今古，识不通天人，才不近仙，心不近佛者，宁耕田织布取衣食耳，断不可作医以误世！医，故神圣之业，非后世读书未成，生计未就，择术而居之具也。是必慧有夙因，念有专习，穷致天人之理，精思竭虑于古今之书，而后可言医。"

孙思邈还说："若不读五经，不知有仁义之道；不读三史，不知有古今之事；不读诸子，睹事则不能点而促之；不读《内经》，则不知有慈悲喜舍之法；不读庄老不能任真体运，则吉凶拘忌，触深而生。至于五行休王，七曜全文，并须探赜。若能见而学之，则于医道无所滞碍，尽善尽美矣。"

德立而后道生，学圆而后智足，至得此时不求"宝"而"宝"在胸中矣。此时方知虚静之妙用，且看先贤如何描述。

明·缪希雍《本草经疏·祝医五则》中说："凡作医师，宜先虚怀，灵知空洞，本无一物；苟执我见，便与物对；我见坚固，势必轻人，我是人非，与境角立，一灵空窍，动为所塞，虽日亲近人，终不获益，白首故吾，良可悲矣。"

明·王绍隆《医灯续焰·医范·袁氏医家十事》中说："医虽小道，实具甚深三昧。须收摄心体，涵泳性灵，动中习存，忙中习定。外则四体常和，内则元神常寂。然后望色闻声，问病切脉，自然得其精，而施治得宜也。"

清·柯琴《伤寒来苏集·季序》中说："世徒知通三才者为儒，而不知不通三才之理者，更不可言医。医也者，非从经史百家探其源流，则勿能广其识；非参老庄之要，则勿能神其用；非彻三藏真谛，则勿能究其奥。"

《黄帝内经》中对此更是称赞有加，在《素问·上古天真论》中说："虚邪贼风，避之有时，恬淡虚无，真气从之，精神内守，病安从来。"

通过以上论述，我们应该知道了《黄帝内经》中"持脉有道，虚静为保"的真实内涵所在，作为一名医生应该首先从自我做起，努力成为一名大医，为拯救含灵之苦鞠躬尽瘁，死而后已！

我们重点讲的是心法，咱们都知道"持脉有道，虚静为保"，怎么能做到"虚静为保"？以为就是提高修养，打打坐，然后调调息，好像就能做到"虚静为保"，一个人打坐可能很厉害，可是一下手诊脉未必做得到，所以说术业有专攻。这个时候就是切入点不同，我们只是从三指切入，有一本书叫《三指禅》，这名字起得好，这脉中暗藏着禅机啊，所以我们说"脉中自有天地大，全由心上起经纶"。一个小小的脉法就蕴含着整个宇宙之理。

当真正从脉法切入进去的时候，就会觉得我们祖先太有智慧了，学习下去也不觉得很累，会觉得这些东西值得我们去投入，值得我们去用心，下工夫，这就是中医。过去学中医愈学愈糊涂，现在要愈学愈明白，才会学的上瘾。就是"持脉有道，虚静为保"。

过去有很多调身、修身、养性的方法，我把它融合到了三个手指上去，其实这个理是一样的。曾经有很多人是通过禅定也好，通过三调——调形、调息、调心也好，通过修持也好，做起来会非常容易。人们在调神调息的时候，容易落入那种迷迷糊糊的状态，但是持脉时，就能够做到松而不懈，能很快地进入到虚空的境界。

通过我的这些要求，你可以参透里边的很多窍门，中医没有必要每天去做个形式，其实这种切脉的形式就挺好，认认真真，专心致志，形正、神正、意正，安安静静地把脉，每天就这么做，最终的结果会怎样？患者身体也好了，你身体也好。我经常听说，看癌症的最后得癌症，看心脏病的得心脏病，看什么病的得什么病，当这种医生，多恐怖啊。这回是看什么病什么病好，我们身体还好。这时当大夫就没有恐惧感。

"虚静为保"是介入了指法，同时还得进行训练。这需要不断地训练，训练到什么程度呢？就是说屋子里面有二十多个人都在吵吵嚷嚷，你在这切脉，跟旁边没有人一样，干扰不了你，练到这种功夫最好，当然有安静的环境更好。

我们现在学习传统文化，其实有一种熏陶在里边，我们传统文化讲究如何做人。有人说，外国人把我们的传统文化都学了去，我说你不用担心，骨子里他是学不精，学不透的，只能学个皮毛，再创新，也只能在皮毛上创新，因为他们骨子里边没有那种神，我们现在被西方文化同化，我们骨子里边没有被同化。比如说，我们学习的方块文字都是象形文字。我们从一开始学习这种方块字，就已经开始锻炼了我们的形象思维，潜移默化，根深蒂固。我们学习中医非常强调做人，做人做得好，中医就学得好。什么叫做人做得好？就是符合了我们中国人做人的标准。如果在中国成为一个好人，基本上就已经继承了传统文化的一些精髓。几千年以来，孔子的儒家文化代代相传，根深蒂固。

《黄帝内经》一开始就说了，做人要"恬淡虚无，真气从之，精神内守，病安从来"，然而，现在之人，就不一样了，"以酒为浆，以妄为常"，拿酒当水喝，以胡思乱想当做是一种本事。所以说，这样是不可以的。这就是标准，在我们意识中，根深蒂固，已经形成了。每天胡思乱想，在那里狂吹。你反感不反感？肯定反感。一看这个人，踏踏实实，有礼有节，嗯，这个人很稳重。这个人让你相信，对不对？这种标准在我们骨子里边是根深蒂固的。所以说，做人做好了，我们传统文化就继承好了。尤其在中国，百善孝为先，孝，就是合于阴阳，这就是阴阳之道。

《黄帝内经》中说"持脉有道，虚静为保"。《易经》上也说"易也，无思，寂然不动，感而遂通"。那灵感怎么来的？得无私，虚静。持脉之时，若能虚静，就能"感而遂通"。如果执念太多，妄念太多，不切实际，胡思乱想，不能安于本分。本来是医生，却想去当领导。如何能够做到持脉时，进入虚静，所以必须要重视德行的培养，良好的医德是成为一个大医的基础。看一下我们的古圣先贤是如何说的。

元·王好古《此事难知·序》中说："盖医之为道，所以续斯人之命，而与天地生生之德不可一朝泯也。"所以我们"岐轩德"也说，顺天道而养好生之德。

清·叶天士《临证指南医案·华序》中说："良医处世，不矜名，不计利，此其立德也；挽回造化，立起沉疴，此其立功也；阐发蕴奥，聿著方书，此其立言也。"

清·王士雄《潜斋医话·医鉴》中说："医道微也，非绝欲无私，通神于微妙之乡，穷理尽性，研几于幽明之极者，不足以传也。"

唐·孙思邈《备急千金要方·卷第一·大医精诚》中说：

"有患疮痍下痢，臭秽不可瞻视，人所恶见者，但发惭愧凄怜之意，不得起一念蒂芥之心。"要做到这种境界，不容易，这就是修为。

清·冯兆张《冯氏锦囊秘录·凡例·附录良医格言》中说："凡诊视妇女及孀妇、尼姑，必俟侍者在旁，然后入房观看，既可杜绝自己邪念，复可明白外人嫌疑，习久成自然，品行永勿坏矣。即至诊视娼妓人家，必要存心端正，视如良家妇女，不可一毫邪心儿戏，以取不正之名，久获邪淫之报。"

若非医德高尚，胸怀众生如何能做到临诊之时心如朗月照虚空。另外决不可以为医只是小道，当做谋生的手段而轻视之，必要胸怀天下，博学多识。

《素问·征四失论》中说："道之大者，拟于天地，配于四海，汝不知道之谕，受以明为晦。"

明·裴一中《言医·序》中说："学不贯今古，识不通天人，才不近仙，心不近佛者，宁耕田织布取衣食耳，断不可作医以误世！医，故神圣之业，非后世读书未成，生计未就，择术而居之具也。是必慧有夙因，念有专习，穷致天人之理，精思竭虑于古今之书，而后可言医。"看到这个，我就特惭愧。怎么说呀？就是古人的标准很高。就是怎么去做人。所以说，要做到这种境界也不容易。

孙思邈还说："若不读五经，不知有仁义之道；不读三史，不知有古今之事；不读诸子，睹事则不能默而识之；不读《内经》，则不知有慈悲喜舍之法；不读庄老不能任真体运，则吉凶拘忌，触涂而生。至于五行休王，七曜全文，并须探赜。若能见而学之，则于医道无所滞碍，尽善尽美矣。"这得学多少东西啊！所以说，学中医有意思。

德立而后道生，学圆而后智足，至得此时不求"宝"而"宝"在胸中矣，此时方知虚静之妙用。做人做得不好，切脉的时候能静下来了吗？静不下来，所以说，德是我们成为一名好中医必不可少的因素。所以《黄帝内经》上说"持脉有道，虚静为保"，非常的重要。

明·缪希雍《本草经疏·祝医五则》中说："凡作医师，宜先虚怀，灵知空洞，本无一物；苟执我见，便与物对；我见坚固，势必轻人，我是人非，与境角立，一灵空窍，动为所塞，虽日亲近人，终不获益，白首故吾，良可悲矣。"一辈子，头发都白了，还不能成为一个好大夫。古人说的都太好了。

明·王绍隆《医灯续焰·医范·袁氏医家十事》中说："医虽小道，实具甚深三昧。须收摄心体，涵泳性灵，动中习存，忙中习定。外则四体常和，内则元神常寂。然后望色闻声，问病切脉，自然得其精，而施治得宜也。"这要求高不高？所以说学医难。

清·柯琴《伤寒来苏集·季序》中说："世徒知通三才者为儒，而不知不通三才之理者，更不可言医。医也者，非从经史百家探其源流，则勿能广其识；非参老庄之要，则勿能神其用；非彻三藏真谛，则勿能究其奥。"

当个好中医，可以自豪，但是不能骄傲。

《黄帝内经》中对此更是称赞有加，在《素问·上古天真论》中说："虚邪贼风，避之有时，恬淡虚无，真气从之，精神内守，病安从来。"

我们应该知道了《黄帝内经》中"持脉有道，虚静为保"的真实内涵所在，作为一个医生应该首先从自我做起，努力成为一名大医，为拯救含灵之苦，鞠躬尽瘁，死而后已！

　　要想学会诊脉，像古人说得那样，达到那种境界，要不断地完善自己，建立这种根基，把这种根基打得扎扎实实，肯定迟早能成为一名好中医。

　　养生，不是"吃萝卜、绿豆"那么简单，也不是吃人参、冬虫夏草就是养生了。要先学会把我们"儒释道医武"的精髓，融入到我们生活当中去。

　　这个道理就是任何东西，学到一定境界都不能骄傲。"人外有人，天外有天"，学习没有止境。要不断地学习，不断地提高。治学有一种感觉：

　　独上高楼，望尽天涯路。哎呀！往远处看，能看多远呢？然后到什么程度？

　　为伊消得人憔悴，衣带渐宽终不悔。为了这个真理，锲而不舍。

　　蓦然回首，那人却在灯火阑珊处。发现始终就是这样的。

　　就是说，学无止境。过了一段时间，看自己，已经落后啦！所以说，治学的境界就是没有止境，学无止境。当然，再反过来讲，"为学日增，为道日损"，我们真正求道的时候，追求真理的时候，还有另外一层境界，要学会"损之又损，以至于无为，无为而无不为"。在学习的过程中，一定要放下、放下、再放下！如果一边学，一边抱着，越抱越多，最后就会被这个执著掩埋。所以说，要不断地学习，不断地抛弃，才能不断地进步，这就是人生的过程。

第三章　岐轩脉法中寸关尺定位与气机运动模式窍诀

第一节　寸关尺三才图解

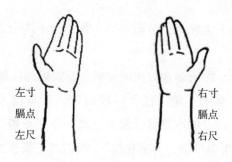

左寸
膈点
左尺

右寸
膈点
右尺

图3-1　寸关尺三才图

《黄帝内经》时代，对寸口各部的定位与现在有些不同。那时左寸候心和膻中，左关候肝和膈，右寸候胸中和肺，右关候脾胃，两侧尺部同候季胁、腹里、肾。而现在则认为是左寸候心和小肠，左关候肝胆，左尺候肾候膀胱，右寸候肺和大肠，右关候脾胃，右尺候命门。到底以哪种为准，莫衷一是，我们认为两种方法着眼点不同。另外"高骨定关"的规定也太过笼统和模糊，"岐轩脉法"从一下手开始就要求精准无误。

还有非常值得注意的一环，它直接影响临床脉诊的准确性，在岐轩脉法中我们要拨乱反正。在《黄帝内经》对寸尺对应内脏进行论述时，并未明确地提出关部对应人体的中焦，我们可以仔细阅读《素问·脉要精微论》中的论述，读起来是非常令人费解"……尺内两旁则季胁也，尺外以候肾，尺里以候腹"，这句话应该是指尺脉对应着季胁、腹中、肾，这点很明确，但"附上"就很难理解了，我们通过临床验证，发现这句话应该这么理解"人体的中焦对应着尺的上部"，"上附上"应该理解成"人体的上焦对应着尺脉在往上的寸脉了"，也就是说，关部只是一个寸尺之界、阴阳之界，而我们常说的天地人三才的人部是从属于大地的一部分。其实这更符合于"人法地，地法天""人生于大地之上，天覆于大地之外"的论述，对于人体而言，中焦和下焦同归于腹，中间没有明显的人地之界，肚脐只是腹的中心点而已，就像大地的圆心，而作为天地的胸腹却有膈为天地之界，此点和寸口的寸尺解剖特征是极其类似。寻找膈点只要简单示范一下就能很快掌握，真传只是一句话。这为我们学习岐轩易医脉法，在脉中如何辨"太极""两仪""四象""八卦"奠定了基础。会发现玄奥的易理与脉诊融合后不再玄奥，脉诊如此简单，这是岐轩脉法与众不同的地方。

　　但《黄帝内经》以后，人们给关部定了一个区域，并开始主管中焦的气机变化。很难想象此方法怎能准确辨别人体之征兆。脉理不明如是，何以参人身之变化。实践证明，《黄帝内经》的论述是准确无误的。在临床中必须纠正以往的错误认识，才能让脉诊发挥它的强大作用，所以在岐轩脉法明确指出了定位的标准，这是下手诊脉的必要前提。

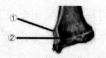

图 3-2　膈点定位图

大家都知道把脉要分寸关尺，寸脉为上焦，关脉为中焦，尺脉为下焦。大家也知道"掌后高骨定为关"这句话，我们要仔细研究一下，首先是"掌后"，可以认为手腕整个一圈都可以归为掌后，但我们只在桡动脉处（太渊穴）来把脉，也就是说"掌后"的位置限定在此处。其次我们再来看"高骨"，教科书上一般认为膈点定位如图中①点桡骨茎突为高骨，然后向内平行滑动到桡动脉处，即为关。我们用常理来想一下，在①点找到高骨再滑过来，延伸到桡动脉处，就会存在一个差异，有一个误差在里面。很多人在练基本脉位时，就是沿着掌后高骨（如膈点定位图①点）一滑，寸脉的手指就没地搁了。思考过为什么吗？在临床上，这个寸的地方太小了，这也不合适啊，我们学习就要学会反思，在思考的过程中得到新的认识，所以我们在这节中讲寸关尺的定位，在整个学习脉法的过程中，如果寸关尺定位都定不出来，后面怎么样？免谈。如果摸脉寸关尺定位都摸不出来，还摸心肝脾肺肾，还摸寸脉尺脉阴阳！

寸关尺如何定位？这是我们对寸关尺定位的一张图（见图3-1），我们把这个关去掉，加一个膈点的概念，我们用寸脉和尺脉来表示。在过去怎么理解呢，从鱼际到关有一寸，因此叫寸部，从关到尺泽有一尺，因此叫尺部，这就是寸尺的概念。但诊脉时并不需要这样的长度，实际是尺部仅取一尺中的一寸，寸部仅取一寸中的九分。所以说：阴得尺中一寸，阳得寸内九分。《黄帝内经》在记录这些的时候没有记录关，也没有提到这一点，在《难经》里面才有了关的概念，把它定位为阴阳之间的界限。

那么天地之间的界限在哪？《黄帝内经》中说，天枢之上天气主之，天枢之下地气主之，谁知道天枢在哪，这个天枢我们大家应该有一个深刻的认识。从另外一个角度讲，天为阳地为阴，天地之间的界限在哪？其实就是地平面，露个头也是天，他只要出一个头，上面就是天，下面就是地，地平面我觉得还不是太准确，那要是在高原上它在哪里？所以只要是露头就是天了，只分阴阳。大家应该有一个这样的概念，到我们整个的人体里面体腔分阴阳，这个阴阳的界限在哪里，就是人的膈肌，膈肌以上为胸腔，以下为腹腔，上为阳，下为阴。有人说肚脐可为阴阳之界，里面有界限吗？能不能找到，肚脐里面是小肠，围着肚脐转了好多圈，不能找到这个界限，这个不是我们怎么想就怎么找，这是规律，就是法于阴阳的规律，上为阳下为阴。

在《黄帝内经》时代，探讨寸口脉的时候，也没有提出关，连关这个字都没有提到，只说寸尺分阴阳。我们现在都知道，整个人体有一个全息的概念，其实也就是天人相应，人脉相应，天人是一个整体，人体是一个小宇宙，那么我们诊脉的一个小的局部，也是一个小宇宙，应该也像人体一样有个界限，所以，我们切脉时，就把它直接看成一个人体，那么它必然存在一个阴阳的界限，就像这个膈肌一样。所以寸尺辨阴阳，我们就要在寸口寻找一个阴阳之界。

既然把握寸关尺首先要找到膈点，才能下手，我们通过思考知道人体是这样的，那么在把脉的时候，寸口脉也应该是这样，寸口脉应该有一个界限，就是膈点。重要的是我们要找到，古人说的"掌后高骨定为关"，这个关，不要再想中焦这个概念，掌后高骨定为关，也就是这个高骨，我们理解为一个界限，那么也就是说，在这个寸口脉的地方，应该也有一个非常鲜明的界限存在，我们不用去①点找这个高骨，我们看看这个掌后（桡动脉太渊穴处）有没有高骨，所以说这个时候我们就要下手去摸一摸。

手放在太渊下面一点点，然后手上下使劲滑动，有没有一个高骨？它的最高点就像一个棱一样，我们这样滑上去，愈来愈高，到最高点的时候就开始往下去了。这是肯定都有的，有的棱是倾斜下去了，有的是弯下去了，有的略微有一点倾斜，但这并不影响这个界限，这个线和人体一模一样，上边是胸腔，下边是腹腔，这就是全息，人脉相应，人体是这样，落实在脉上也是这样。确认这个膈点，找到这个阴阳之界，找到膈点以后，那么中焦在哪里，在膈点下面，那下焦呢，肯定在中焦的下面，这个时候，寸关尺的准确度，要高得很多。原先的掌后高骨在这面滑过来，是一个模糊的地方，现在我们可以确定一个非常鲜明的界限，它和人体是相应的，就是说，这并不是我们臆想出来的东西。那么耳朵有没有膈点，它作为一个独立的整体有没有膈点？耳朵里高起来的这个就是膈点，下面是胸腔，上面是腹腔。这个就是人体的微妙之处，如果不告诉你掌后高骨的具体位置，直接影响着切脉的准确度，从这面滑过去，已经是错位了。

所以说，这个就是膈点，那么在过去的概念中，关对应着中焦，为了把这个关对应中焦和对应阴阳之界区分开来，我们不说寸关尺，我们说寸脉膈点尺脉，那个关应该在膈点的下面。寸关尺按道理讲，古人的意思就是阴阳之界，这个三才、寸关尺的概念来源于哪里？来源于伏羲画卦、三爻，面部有上中下三部，人体每节还可以分为三部，所以说三才，也就是寸关尺三才、天地人三才的概念，也是一个很重要的概念。但是首先有天地，没有天地不能有三才。正所谓"人法地，地法天，天法道，道法自然"，人在哪，人要法于地，地法天，天高于地，地长着人，所以《素问·脉要精微论》中说："尺内两旁则季胁也，尺外以候肾，尺里以候腹。中附上，左外以候肝，内以候膈；右外以候胃，内以候脾。上附上，右外以候肺，内以候胸中；左外以候心，内以候膻中。"《黄帝内经》中并未明确指出关部对应人体的中焦。也就是关部就是寸尺的界限，也是阴阳的界限，这是古人的说法。所以，大家一定要知道，延续到现在就对应着中焦，它的概念发生了变化。

从解剖的角度看，寸口脉就是桡动脉，桡动脉应该在桡骨向里的凹槽里。将中指放在桡骨茎突下部的凹槽里，沿桡骨向上推，在桡骨茎突上会明显感觉到一个横向的棱，这就是我们所说的"膈点"，就是寸尺之界、阴阳之界。找到"膈点"，将中指放于"膈点"以下，三指并拢。这时食指放在寸这个地方，中指就放在了膈点以下，无名指放在中指下面，所以说按着这个标准去对应寸关尺。"尺下"的部位与"下竟下者，少腹腰股膝胫足中事也"所指相同。在《黄帝内经》上有着准确的全息对应，也就是说盖有其形必有其气，有其象必有其气。

从解剖上来看，膈点与胸膈有些相似之处：胸膈以上主要是心与肺，外周有肋骨环绕，能量比较高，胸腔里的密度比腹腔里的密度高，膈点以上（寸部）也是一个骨槽，用手触摸感觉密度也是比较大。所以说，膈点与胸膈的对应关系非常重要，我们用红外线观察，膈以上为红色，膈以下为蓝色，因为它们的密度不一样，我们胸腔和腹腔探测出来的密度是不一样的，能量的高低也不一样。

"关"的含义，刚才我已经解释过了，一个是指寸尺之界、阴阳之界；一个是指中焦。人体内部的脏腑，以膈肌为界分为胸腔与腹腔，脉以桡骨茎突最高点即膈点分为寸与尺，以天地人论之"人法地，地法天"，中焦和下焦同归于腹，中间没有明显的人地之界。这就是膈点的概念，如果还想去深入的研究，可以去看《难经》，它提到了寸关尺的概念，"关"仅仅是指阴阳之界。

前几年，有一个学生很高兴地给我送来一本古书，名叫《难经图注》，他说终于在里面找到了膈点的概念，我一看，里面有一张图，就是寸关尺，关是一个界限，也就是说这不是我杜撰的，从全息的角度去推敲也是这样，古人传承这个东西的时候也是这样理解的，所以说呢，大家要知道这个东西的意义和价值是极其重要的。

第二节　天地人脉阴阳图解

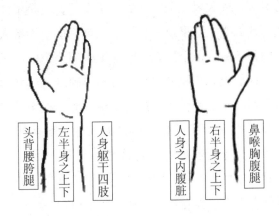

图3-3　天地人脉阴阳图

左手（从左到右）：头背腰胯腿　左半身之上下　人身躯干四肢

右手（从左到右）：人身之内腹脏　右半身之上下　鼻喉胸腹腿

　　上图内容来自《岐轩易医脉法》，这些就足以在一定程度上为临床的辨证论治服务了。它遵循着人体阴阳与脉之阴阳全息匹配的规律，但不能外于阴阳之理，若只从全息考虑，就会只重视局部，不能掌握整体。也就是说必须在辨阴阳的基础之上才有意义，绝对不是简单的全息对应，这一点必须明确，没有"气"、"阴阳"这两个灵魂，即使学了，也仅仅是全息脉法而已，也就是说脉诊丢掉了中医基础理论，丢掉了辨证论治就毫无意义。上图概括起来就是左为阳，右为阴，故左脉候左，右脉候右；左为阳，右为阴，背为阳，腹为阴，故左以候背，右以候腹；左为阳，右为阴，外为阳，内为阴，故左以候外，右以候内；上为阳，下为阴，故上以候上，下以候下。

　　掌握了以上基本常识之后，再通过《岐轩易医脉法》深入学习"辨脉阴阳十二图"，就能真正体会到"脉中自有天地大，全由心上起经纶"。

找到了膈点以后，我们的寸口就相当于一个人体，刚才我们已经说过，寸口可以跟人体准确地匹配，如果仅仅是按照这种全息的对应，寸关尺，上中下对应了之后，还是不能准确地运用，因为什么呢？这里边只有一个人脉相应，天地人脉相应的这种法则，还缺少一个概念，就是中医理论中的阴阳还没有融合进来，这种人脉相应的规律和阴阳法则没有建立内在的联系，通过我们临床实践验证，我们发现里面有很明显的阴阳法则在起作用，大家看我们整理出来的天地人脉阴阳图解，在《黄帝内经》上有明确的经文，说"左以候左，右以候右"，我们在诊脉的时候，不要一摸脉就是左候心肝肾，右候肺脾命门。左以候左，右以候右，上以候上，下以候下，这是《黄帝内经》里明确的经文，怎么去切脉，就这样去切，也就是我们的左脉为阳，那么身体的左半身也是阳，左手也是阳，阴阳相应，这时候呢，我们左脉可以反映我们左半身的信息，我们的右脉可以反映我们右半身的信息，我们左侧的动脉可以贯穿我们人体左半身的血液流动，从解剖的相似性来讲，也是毋庸置疑的。

如果一把脉就想左候心肝肾，右候肺脾命门，就不对了。在一开始，这些先不要想，我们这个图连画都没画这些。因为左候心肝肾，右候肺脾命，有的时候我们一切脉，认为病人心脉不行，可他心脏挺好的。所以这个时候就出现很多误差，我们把脉就左候心肝肾，右候肺脾命，结果老是对不上号。因为我们没有辨别清楚这个法则，但是目前这张图，左以候左，右以候右，上以候上，下以候下，这个规律是千真万确的，也就是左为阳右为阴。另外还有一点，人体的背为阳腹为阴，那么我们的背部是要在我们的左手还是右手体现？左手。我们左以候背，右以候腹，前边的问题看右手，后边的问题看左手，就像《黄帝内经》里说的那样，天地阴阳雌雄相对应也，是按照阴阳的法则互相体现，《黄帝内经》上说的也非常清楚。

所以说这个时候，人体分为上下，上为阳下为阴，寸尺可以对应。这样，左以候左，右以候右，上下左右前后，还有内外，就都可以定位了。我们在解剖的时候是不是也要找到这几个角度，才能够解剖呢。要把人体分成三个轴，左右分，前后分，上下分，是不是？我们要先进行定位，我们在脉上，也要进行定位，在进行定位之后，信息就能锁定了，就像一个坐标，这个坐标分上下，左右，前后，然后再画一个圆状的分为内外，这是几维的？四维。

所以说应用岐轩脉法把脉的时候，首先要进行人体的定位，脉和他的身体是对应的，这种感觉太好了！把脉的时候对身体的上下、左右、前后、内外看的通透，通过我们的脉能不能锁定这四个角度，这四个角度分不分阴阳？上下分，左右分，前后分，内外分，这就是脉象应用阴阳法则。

当你每次用上之后，你会惊叹一句话，"阴阳者，天地之道，万物之纲纪，变化之父母，生杀之本始，神明之府也"。每次切完脉，开方子，都要惊叹我们的祖先太有智慧了，人脉相应，这种阴阳对应的法则，丝毫不差。比如他腰疼应该在什么地方？要先对他进行四度定位，腰在人体的后下方，至少要体现在左尺，里边还是外面？是偏左还是偏右？所以说，这个时候，你随便说出一个症状来，然后就在脉上去找。

但是，这个规律不懂，就验证不出来。我在见习的时候，《濒湖脉学》背得滚瓜烂熟，感觉这回可以一试身手了。结果背得滚瓜烂熟，但是去了一切脉，那个老中医他又不教，他也不说，后来我一想，也未必能讲得清楚吧，跟他一个礼拜之后，我决定不学了，回学校。上火牙疼，一想为什么牙疼，摸了三天，没摸出来，自己牙疼，找不到脉象在哪体现，这是最痛苦的事情。后来我就另找途径吧，肯定是学的东西不好使，或者说《濒湖脉学》是一个筐，所有东西都给你揉到里面，你搞不清他在说什么。牙疼，去摸哪？肯定是左寸，这个地方肯定有火像，一摸就摸出来了，所以说左以候左，右以候右，上以候上，下以候下，这个规律是非常准确的。

但是有的时候我们还辨别不清楚的时候，摸的是左边，你不知道是左边还是右边，它都体现在阴阳上，这个时候说他是左边还是右边。不论走到哪，有人一听说是中医，就把手伸过去了，所以没事儿的时候千万别说自己是中医，但是也足以看出，中医的脉诊很重要。我工作以后，每次去同事家里面，都特别热闹，为什么呢？左右邻居，亲戚朋友全过去了，干什么呢？诊脉。家里本来就他一个人，回去以后，他爸妈可高兴了，一看今天，可热闹了。我不高兴啊，我压力多大啊，但是你要想办法，这是个机会，慢慢就练出来了。就刚才我说的这个四维定位，学会了，感觉就出来了。

如果脉象紧张度很高，疼的可能性很大；脉象来势收不住，没有根，头晕的可能性比较大；脉中空虚无物，失眠的可能性很大。当然这些我们后面可以慢慢地总结分析，所以说怎么会不懂。所以成为小"老中医"，很容易。2004 年我从医院辞职的时候是三十二岁，那时候人们一看还年轻，还像个学生，我那个时候书生气十足，在医院的时候，去了就看书，有人说听说你们这有老中医啊，找了一圈，没有，回来一看，是个小"老中医"。

这张图，在把脉的时候，脑子里首先就要想起四维定位。切脉的时候，切在什么地方，就应该知道这个地方对应人体是什么位置，所以你的指下跳的不是脉，是人体气血的升降出入运动，一定要有这种感觉，这时候一切脉，就能够感觉到人体气血的升降出入变化，你会觉得太清楚了，所以说这个时候不能摸着脉，再去进行换算心肝肾。内外是怎么体现的？分浅位和沉位，我们说了，这个脉上，寸尺主上下，左右主前后，浮沉主内外。所以说我们对人体的四度定位，我们在脉上能观察出来。

如果我们只从全息的角度观察，我们还是不会诊脉，诊出来的东西跟中医的气一元论，阴阳很难去挂上钩。我们在整个定位过程中，有阴阳的法则在里面，加上天地人脉相应的规律，这张图就出来了，所以说，这张图一定要刻到脑子里，也就是说观察一个东西，没有这个四度定位，是不够准确的。人体的气血怎么运行的？那就是下一个问题。

第三节　升降出入在脉中

人之为器，升降出入也。升降者，阴阳也，出入者，阴阳也，无不出入，无不升降。故《素问·六微旨大论》曰："出入废则神机化灭，升降息则气立孤危。"故诊脉必须要能观察出人体气机的升降出入，此为脉诊之重要目的，这是对人体能量气血流动的动态把握。脉诊结合人体气机的升降出入规律可以说是岐轩脉法核心内容，是《黄帝内经》阴阳互比脉法的一次重大发展。而且在岐轩医学里除了要把握"升降出入"，还要把握"交合聚散"。

寸口之脉，分寸关尺，人之皆知。然以阴阳分之，寸与尺为阳为阴也，左与右为阳为阴，浮与沉为阳为阴也。即知阴阳，则升降出入自明矣。下面详而论之。

寸尺分阴阳。以象人之上下也。在人上为阳，下为阴，以寸尺主之，脉之由尺入寸者，犹人之元气，由下而上也，以天地论之为"地气上为云"。脉之由寸入尺，犹如人之气由上而下也，阳入阴中也，以天地气化言之为"天气下为雨"。此为阴升阳降天地之交也，以此可知人之阴阳升降、相交之机也。又地气上，天气下，此天地交泰之意也。此处可参看《岐轩易医脉法》"五行干支图解岐轩脉法之升降交感"和"九宫图解岐轩脉法升降交感"。

浮沉分阴阳。气聚则为物，散则为气。人亦气之所化也，故其气必聚，脉应之而沉而去，此应阴也，应地之静；天人合一，人亦应天之动也，故气欲散，脉应之而浮而来，以上两条可以察气之升降出入也。这一点在《岐轩易医脉法》的"脉应来去周天图解"中会详细讲解。

左右分阴阳。天地者，万物之上下，水火者，阴阳之征兆，左右者，阴阳之道路也。万物负阴而抱阳，人亦南面而立也，左阳之升，右阴之入，故曰：左右者，阴阳之道路也。故左以诊阳，右以诊阴，气血左右升降的规律可以参看《岐轩易医脉法》的"脉应左右周天图解"。

经曰："四时阴阳者，生命之本也。人与天地相参，脉之当何如而可知也。"

脉之阴阳亦即人之阴阳。人之阴阳亦即天地之阴阳也。《素问·阴阳应象大论》曰："故清阳为天，浊阴为地，地气上为云，天气下为雨；雨出地气，云出天气。故清阳出上窍，浊阴出下窍；清阳发腠理，浊阴走五脏。清阳实四肢，浊阴归六腑。"

在我们真正下手之时，则又有巧在手中也，人体气血升降出入均衡无偏，则脉居中直过，不浮不沉，抚之当无脉体之起伏，然人体一有失衡，则脉现起伏，我们根据能量总是从高向低流动的原理，即能发现气的升降出入的失衡所在，另外再根据人体正气有趋邪抗邪之特点，而知邪气之所在，从而准确用药施治。在《雷公炮制药性赋》中云"升降浮沉之辨豁然贯通，始可以为医而司人命也"。

当我们能准确地把握人体气机的升降出入运动规律之后，我们再深入学习《岐轩易医脉法》，进一步掌握人体气机的"交合聚散"规律在脉中的体现，处方、用药、针灸、推拿之技术水平就会更上一层楼。

我们知道了阴阳，那么人体上下、内外的气血怎么运行啊？我们有一个原则，一个规律，只要是阴阳，阴阳之间就应该相感相应，要保持一种动态的平衡。这个时候我们就要观察气机在上下、内外、前后是怎样运行的？所以这时候就涉及升降出入。升降出入能包括所有的气机能量的规律吗？能。我们先想这个宇宙最基本的运作是什么？这个宇宙在不停地爆炸，聚拢。聚则成为形，形散则为气。无时无刻不在发生。我们冷了就聚，热了就散，升降出入跟聚散有没有相似之处？实际上升降出入就类似于一种聚散，在天地里聚散，就是升降。所以说有了上下，有了天地，那聚散就可以从升降角度考虑；有了内外就可以考虑出入。聚散运动是最基本的能量运动，升降出入则是更加具体准确地描述。毕竟我们生活的天地分了上下，分了内外，有了上下，有了内外，若还说聚散就太笼统了，有了上下我就说升降，有了内外我就说出入，有了左右我就说交感，所以说，这就是我们对人体气机最基本的观察。

人体气血的运行必然要遵循什么规律，阴阳之间才能发生感应运行？水从高处往低处流，所以说能量的感应也是这样，阴阳之间存在落差，交感变化，那么就知道气血怎么运行了。我们说人体的气血是不是要在内外之间循环呢？但是我怎么找不到一根管子从里面向外面循环啊，那就太机械了。我们的气血要从内脏循环，把营养输送到外面，排除一些废物以后再循环回来，内外有循环过程。但是我们只看最后的结果，你说非得找个管子，输出来，再收回去，其实是通过微循环。人体有走向肢体的动脉，还有走向内脏的动脉，这里边有一个很明显的规律存在。气血供应的时候，内外两个层次在联系的同时，还要进行上下的平衡，有往上升的，也有往下降的，升到上面去，从下面收回来。可以说这些规律从我们现代医学角度讲，也是客观存在的。

形、气、神是高度统一的。有人说，中医跟西医没关系，中医讲的是功能之五脏，跟西医的解剖没关系。其实从现代医学来讲，解剖是形态的一种体现，功能和形态不能分开，这是体和用的关系。中医讲阴阳的关系，首先要站在这样的高度上去认识这个问题，再看人体内的重要气机运行规律。我们在中医基础理论上讲人体气血运行规律，遵循着阴阳法则就是经络系统，经络系统就是专讲人体气血运行的规律。经络内络脏腑，外络肢节，内外这对阴阳是不是要靠经络在里面进行平衡运行，那么，脏腑内有没有经络系统进行沟通联络呢，肯定有，比如说心和小肠，心脉在出去的时候，有一个分支要下络小肠，小肠经在回来的时候，有一个分支要联络一下心，再回小肠。所以说，有了经络运行的存在，脏腑之间会进行能量感应平衡，在内外又进行能量的交感平衡。

经络，我们把它描述成内连脏腑，外络肢节，联络左右，沟通上下。它是运行在阴阳之间，从整体的经络运行规律来讲，它存在着上下的运行规律。脉也分左右，肺经虽然循环左右，左右的肺经最后它又交合在胸里面。心脏分左右运行，最后回来左右还要交合，这叫内外相交。内外左右上下，足之三阴，从足入腹，然后从腹又到头。足之三阳从头走到足手之三阴，从胸走手手之三阳，从手到头，然后又从头到缺盆，偏络大椎，从大椎络于下，是不是这个规律？总结起来，手之三阴经，出；手之三阳经，入。这叫阴升阳降，阴出阳入，这是阴升阳降，阴出阳入，再浓缩成四个字升降出入。

《黄帝内经》上说，"升降出入无器不有，出入废则神机化灭，升降息则气立孤危，无不升降，无不出入"。我们已经锁定人体了，那么气血在人体内的运行，要解决在人体里的升降出入，升降出入是在阴阳之间进行的，要考虑在人体上下的升降，内外的出入。所以我们一切脉，手底下的脉一搏动，就感觉在人体里面运行了，这是升这是降，这是出这是入，这时候就要把升降出入和脉整合在一块。我们就很清楚地知道阴是从足到头。假如尺相当于下边，寸相当于上面，我们的阴经应该是从下向上运行。从尺到寸体现的就是阴之升，从寸到尺体现的是阳之降。我们脉的跳动类似于人体，我们人体的升降出入在脉上有没有得到准确的体现，有没有？有。所以说，当我们的脉上已经整合了升降出入的时候，人体气血的运行规律，就能够从脉上观察出来了。

所以说这些东西就显得简单化了，一定不要上来就想五脏六腑，应该想阴阳，先锁定阴阳之间的气血运行，升降出入的运行，这种整体的思路。以后会细化成经络的运行，我们先说整体的升降出入，然后再细化成十二条经脉，经络在脏腑之间，如果气血运行的整体状态掌握不准，而先研究局部的问题，准确率也不会高。所以经络的运行最后概括出来就是四个字，升降出入。那么，再概括成两个字就是聚散。聚散运动和升降出入运动都是在一对阴阳之间进行运动，所以说知道了这个规律，重新认识了我们学的经络体系，现在我们已经开始把我们中医的基本原理，气一元论、阴阳五行，包括我们的经络体系已经在我们的脉中进行整合了，也就是我们学习的中医基础理论一定要整合到脉里面来，才能很好地把握它。

如果觉得中医基础理论是理论，摸的脉象是脉象，摸出脉象的整个过程，跟所学的中医基础理论没有任何关系，就诊不好脉。我们已经把整个人体的运行规律，在我们整个脉中进行整合。升降出入是一个很重要的规律，我们非诊五脏六腑之部位，乃诊五脏六腑之气也，所以直接从气血的运动下手，观察升降出入就显得极其重要。我们的脉象已经整合了升降出入，我们再把脉，这个时候你真要诊出来，就已经很厉害了，《珍珠囊药性赋》上就说了，"升降浮沉之辨，豁然贯通，始可以为医而司人命矣"。

当能够把升降出入整合到脉中，能观察出来的时候，就可以当医生了。记住这句话："升降浮沉之辨，豁然贯通，始可以为医而司人命矣"。假若人体的阴阳已经阴不升阳不降了，阴要不升就会郁在下边，阳不降就会郁在上面，这就叫做天地否，否塞不通，会得病的，慢慢严重了，就会阴阳离决。所以说我们观察人体整个自然气化的过程，完全是遵循着这个规律，在我们的脉上观察出来，观察这个东西非常的难，但是这个技巧就在脉上，用药有没有效果，扎针有没有效果，完全从这上来解决。

我打个比喻，当我们看脉，这个脉紧张度很高，冷了，感冒了，鼻子也不出气了，阳气升不起来了，那气出不来了。治的时候怎么治啊，应该向外散。他的脉是紧的，但是他却没有明显的症状，怎么给他治呢，也是一样升散，就开了，就平衡了，平衡了就好。现在我们反过来推一件事情，如果肝气郁结了，气晕过去了，真要气晕过去了，你说那气能升的上来么？他应该是左脉明显，还是右脉明显，哪个脉起不来了？左为阳，是不是啊，阳气透发不出来，左脉肯定沉郁不起，紧张度高，那怎么办，给他升阳，百会一针，升阳气就可以起来了。所以说这个道理非常的简单，简单到只解决一个升降出入。

但是如果你给他扎肚子，那气就会被导引往里边走，这么扎针不行。反过来，本来百会在督脉上，是从后背上来，这个时候你要让他本来就郁住的阳气透发出来，你给他扎百会，逆方向扎，大家想什么结果，这叫迎随补泻，这叫逆着它，把它给抑制住了，他就更严重了。你说怎么没效果呢，老祖宗升阳气扎百会回阳，它怎么不管用呢，抱怨老祖宗这东西不好用，其实是你针法没到位，方向没到位，迎随补泻没到位。你要是会摸脉，一摸左边，升不上来，你说扎哪边好使，是扎左边好使，还是扎右边好使，是扎后边好使，还是扎前边好使。这时候肯定是先扎左边或是后边，因为他就郁在这地方，从脉上一分辨，已经就锁定部位。你把出脉来以后，治疗方法也出来了，所以说的治法、用药完全遵循着升降浮沉的规律。

所谓升降浮沉之辨，豁然贯通，始可以为医而司人命矣。也就是当你学到这个份上，就可以给别人治病了，要不然的话，那扎针就跟栽小树苗似的，深了浅了也不知道，这针尖补泻方向也不知道，就是这些穴位，反正我们学针灸的时候讲过什么病扎什么穴，什么病扎哪个脏腑的穴，这叫针灸医生吗。所以说，我们用药的时候不讲升降浮沉，讲脏腑用哪个药，但《中药学》里面在讲这个药性的时候，讲了四气、五味、升降浮沉；四气、五味、升降浮沉这三个角度是认识一味药最完整的角度，我们只学了前两个，把最后那个最重要的给忽略了。

所以说，在《中药学》里面可能大家只记住了一句话，"诸花皆升，旋覆独降"，"诸子皆降，苍耳独升"。记住这句话了，等碰到菟丝子，诸子皆降，苍耳独升，那菟丝子呢？肯定是降的啊，其实菟丝子就是升的，菟丝子能不能止泻，入脾经止泻，还能止遗，说明什么问题，它能往上收住它，能明目，你说是不是升的？所以每味药你都得知道它的运行规律。如果肺脉沉紧，要宣肺了先选什么？选麻黄。这是选药，针灸也是一样，你刺一针，起到向外宣散的作用，这一针就相当于麻黄，如果你刺一针向内收敛，这一针就相当于麻黄根，这就叫做升降浮沉，也就是说，不光用药，还包括针灸，也包括推拿，都要辨升降浮沉。

只有辨完升降出入的运行状态以后，我们下手才有方向，我们这个方子下来，其实每一味药都要入五脏归经，因为它不是像我们想的那样，归了经之后，进去就待着不动，它要运动，要代谢，最后要交感。进去以后怎么运动你要知道，我们打一个比喻，组完一个方子就像拉车一样，假如下面几个动物都是中药，天鹅要往天上飞，乌龟要往水里拉，一个是升的，一个是降的，螃蟹往横着拉，我们就让它不动吗？但是有一个标准，我们最后不管它怎么组合都有一个合力，最后这个合力才决定到底要往哪走，决定最后的效果。所以有的人说，中药效果差，因为什么呢，他们开了一盆药，吃着都没什么反应，没什么效果，为什么？里面什么药都有，最后合力等于零。每味药都是引经药，每味药都有四气五味，每味药都有升降浮沉，我给你打个比喻，龟板、鳖甲、代赭石，最后我给他用点荷叶给他升头上去，可能吗？不可能的，所以说不能想当然。有的人说，我也掌握升降浮沉了，我会引经，我记住十味八味的引经药就可以了，想想这是很可笑的，只要是味药都要归经，都要运行，所以我们学习中药的时候，把每味中药的升降浮沉都要学会，然后组方子，组完了以后我这个方子的合力在哪，我要解决分力怎么走，合力怎么走，这个方子在我手里怎么变，用完这个方子我知道这个脉该怎么变化，他没有这么变，到底我哪味药少了，我要加。变得过了，哪味药我要减，这是肯定的。所以说你要辨不到升降浮沉这个程度这个层次，是中医吗？不是，所以能辨出升降浮沉才可以当大夫。

明白升降出入在脉中，你应该踏实了，我这辈子肯定能做一个中医，但是不学能行吗，明明白白这个道理教给你了，你说我怎么还不成好大夫啊，你别着急，照着做肯定成。所以说升降浮沉在脉中，重要不重要。中医的东西你只讲脏腑，是在调静态的东西，把经络体系抛开了，我们的脏腑体系和经络体系是研究中医不可或缺的。所以说过去学习中医基础理论的时候，老是忽略这个经络体系，只讲藏象，重点都在藏象上，经络体系的运行都知道，其实这个经络的运行，它内部的交接，外部的交接，就像一张网。我打个比喻，关元穴为什么能够回阳，为什么我们把这个地方叫做关元啊，他为什么能够回阳，这就涉及经络之间的运行。小肠的募穴交到这个地方，大家说小肠跟心相络，小肠经回来的时候有一个分支到心，然后你一扎关元，一引气就把气引到关元。所以说这个时候你说里边怎么交接的？我要调整里面的交接状态，也要通过调整外面，因为这两个经脉里面有交接，外面也有交接，通过外面的调理可以沟通里面，那是络穴，交接是个基本规律，经络的运行要搞清楚，也就是一定要把升降出入玩通了。

哪怕没有记住十二条经脉，升降出入能搞通吧。扎针的时候，宁离其穴不离其经，宁离其经不离其部，部位得知道。张子和，他头疼，他从路边走着，飞下来一个东西，把脑袋砸流血了，血流完了，好几年的头疼也好了，流血可以治病，但是大家想一想，他这一下来，给他选穴了吗？没选穴，就在脑袋。头流血了，火气泄出来了，病就好了。这些其实都有内在的规律，所以说我就想，你也许不用去选某个穴，你也不用去记某个经络，大致的升降出入某个部位选对了就行了。如果把升降出入搞清楚了，至少你入门了。

当你们今天听完这个升降出入在脉中，你就应该知道，老祖宗那句话你已经提到了，升降浮沉之辨，豁然贯通，始可以为医而司人命矣。《珍珠囊药性赋》总结了八十多味药，编成小歌诀，编成四言诗几言诗，这个是张元素、李杲一点点传下来的，原汁原味，它强调升降出入。学习中医，这些东西应该去看，大家想啊，今天学完升降出入在脉中，你已经步入了中医的大门，也就是说这句话，始可以为医而司人命矣，张元素、李杲这么强调，因为《内经》上也说，"升降出入无器不有"，"升降息则气立孤危"，也就是说，你能不能找出一个东西来它不具备升降出入？没有，找不出来。任何一个东西，随便哪个东西，它都在聚散，如果这个杯子散得多，很快它就没了，如果聚的多，很快就变形了，是不是这样，这个杯子得保持它自己的出入聚散的相对平衡，今天我看是这个杯子，明天看还是这个杯子，是不是，要不然的话今天我用的这个杯子，明天早上起来，这个杯子哪去了，怎么变形了，或者是生锈了，是不是，怎么风化了，风化了就是气化的过了，大家想，升降出入是不是无器不有啊。

那么作为人体，要想保持健康，就得平衡，升降出入平衡。如果升降出入不平衡了，今天是这样，明天早上起来就变样了，为什么我们会老会死，就是因为升降出入越来越失衡，我们失衡到最后，再加一把火就变成骨灰了，所以说升降出入是极其重要的。这些东西不仅仅是我们中医用它，任何东西，大到整个宇宙都是这样。觉得自己那么渺小，你会想古人太伟大了，你会觉得宇宙太伟大了，看完宇宙那个图，最后一句话，我最大的感慨就是，我们的老祖宗太伟大了，这些规律早就都被我们的老祖宗说出来了。

我们就感受一下宇宙的这种聚散，感受一下宇宙的这种漩涡的运转。感受一下宇宙，整个宇宙就像一个太极，就像那个河图洛书啊，运转不息，所以说升降出入在脉中，多么重要。刚刚我说了，寸尺分阴阳，然后从寸到尺，从尺到寸，体现的是阴升阳降。浮沉分阴阳，交合聚散。"天地者，万物之上下也，水火者，阴阳之征兆也，左右者，阴阳之道路也"，所以说左右就是这阴阳的道路，左以候阳，右以候阴，这句话是给大家一个思路，怎么分析升降出入的失衡。人体的气血升降出入均衡无偏，则脉从中直过，居中直过，不浮不沉，当人体一有失衡，则脉象会起伏，也就是说，在这种上下升降的运行过程中，大家想河道，哪里堵住了，是不是堵住的地方水多，哪里堵住了，那水就憋起来了。人的气血，人的能量也是这样，在这阴阳之间，阴升阳降之中，阴阳交合感应，运行的过程之中，如果阴从尺到寸，阴要升的过程之中，阴要瘀阻，在瘀阻的地方，附近一定会出现一个高点，就会形成像山一样的起伏，我们通过起伏分析它升降出入的失衡，也就通过把起伏的最高点来分析。

比如说大坝，如果水这么低，大坝放在这，水一定在这高，下边的河流水就少了，水面就会成落差。人体的气血也是这样，在运行的时候，这有大坝，这有瘀阻，他就形成这种起伏落差。高低之间就是那个瘀阻，病灶的地方。这是从瘀阻的角度分析，哪里有经络不通，哪里有邪气，瘀阻就会在它附近形成，就会显示出一个起伏。

人体还有一个主动抗邪驱邪的作用，正气奋起驱邪，哪里有邪气，人体的正气就调动去那里攻邪，现代医学是不是也是这样，现代医学说 T 细胞、白细胞，还有胸腺分泌好多细胞，但是有一点，有了异物，我们就要消灭它，而且还能锁定，哪里有敌人我们就把这兵力派到哪去，这是人体的反应。我们在看脉的时候，哪里脉气过盛，我们首先考虑哪里有敌人，这个道理简单吗？很简单。这个脉中的玄机就在这个地方，哪里有邪气正气去哪抗邪，就是这个道理，一定要清楚。水流的过程之中，如果有了瘀阻之后，就会形成起伏，就像大坝一样，所以说，如果我们找到起伏以后，我们就应该知道，我们要让它平衡，怎样让它平衡，如果把大坝拆了以后，平了没有，平了吧，如果把这个邪气清出去，那正气抗邪打完仗了以后，该回家了。

通过在脉上的观察，给我们提供治疗的目标，也就是说，我们通过这个能量的高点和低点，来分析升降出入。

人体升降出入的失衡，能分析出来。假如皮肤上起了一个小红疙瘩，不疼不痒，略微有点疼有点痒也不管它，也想不起来，这个时候这个小疙瘩不能影响我们整个人体的循环，我们可以不用去管它。脉上可能也不会去体现，当越长越大，红肿热痛，已经搞得你睡不着觉，不想吃饭，阳气往上冲，你胃气降的力量还好吗？所以说红肿热痛都是影响胃口的，气机上逆，出的不是多吗？往外走往上走，这时候胃口就会受到影响，这个时候，升降出入失衡你能不能摸出来？能摸出来。所以这时候一切脉，升的多了，降的少了，赶快给他用上点药，把他消灭掉。

这就是我们对整个升降出入的认识，将来学习针灸包括拔罐也一样，拔罐也有升降出入。我举个例子，过去有一个学生值班，正好晚上过来一个腰疼的病人，正好有点感冒，说要回去输液，还有点腰疼。我学生说腰疼我给你放血，腰疼部位肯定有瘀，我给你放血，放完了那病人起不来了。后来一切脉尺脉空虚，一放血一拔罐，虚虚实实，本来虚了会更虚，出得本来就过收不回去，放血拔罐，当下就起不来了，所以说这个升降出入就这么重要。还有一个患者喜欢去汗蒸，蒸了几回以后，只能扶着墙走路了，大家说蒸的气机是发散的，最后中气不足，老是心慌、心悸、心空，老是空落落的，心脏也跳得不稳定，脉结代了，最后又检查心脏，他就是中气虚了，这样折腾了将近半年，怎么办，生脉饮——人参、麦冬、五味子。

所以说，体会出升降出入在脉中，在临床上你就能治大气下陷。所以说，升降出入在脉中，给大家介绍完了，看这句话就在这写着呢，《雷公炮制药性赋》上说，"升降浮沉之辨，豁然贯通，始可以为医而司人命矣"，这句话说得多有分量！这句话也不光是张元素说，《黄帝内经》上也说，不过那原话不是这个，"出入废则神机化灭，升降息则气力孤危"，这个气力也废了，神机也化灭了，这人保准死了。

既然这么重要，我们治病要不要调和升降出入呢，所以一下手，这个升降出入一定要把它抓得牢牢的。

当你用药知道是升是降，针灸知道迎随补泻，做手法同样知道升降浮沉，知道怎么去做，学到这个环节的时候，你已经入门了。所以说，这个东西至关重要。

我们可以通过几个实验（详见第六章第二节），感受一下气机升降出入的变化，感觉一下脉中的变化，几个实验下来，我跟他们说，学习脉法有那么难吗，今天你们就互相做推拿实验，推推大椎，先往上推，然后再向下推，一天时间你们基本就学会了，推完以后再练习针法，就全搞清楚了。所以中医真的没有那么难学，只要你开了窍，知道阴阳之间的规律，升降出入之间的变化。升降出入也是阴阳，所以说落实在实践中就行了。

到这个时候，你已经成为一个难得糊涂的好中医了，因为你已经能辨阴阳，升降出入已经落实在人体上。那个时候我就不知道这种对应关系，我就会把脉找出阴阳失衡的地方，这个层次的阴阳失衡了，那个层次的阴阳失调了，就调阴阳，调升降出入。虽然这回头疼没看好，但背好了。这时候会出现一个什么问题呢，他这个矛盾解决了，另外一个矛盾会出现，当主要矛盾解决了以后，次要矛盾会上升为主要矛盾，在脉象中会得到明显的体现。就像我们剥葱一样，剥了一层又一层，最后把它全剥掉。比如骨质增生只不过是那个地方聚得多了，增生了点东西，骨质疏松说明什么问题，散得多了嘛，我不管你是什么病，只要合于阴阳，他就会慢慢的好。

　　举个例子，有个患者从菲律宾过来找我看病，他是华人，会说点汉语，我听了半天，就听清了一个字，"疼"，我看看脉，不就是疼嘛，开点药回去吃。一个月之后，他过来跟我说，我去市医院查了，类风湿因子报告呈阴性，我说你要是告诉我你有类风湿，我会有心理压力的。过两天，他又拿着化验单过来，说去北京某医院一查，类风湿因子又是阳性，感觉脚跟有点酸，我说你这脉挺好的，再去协和查查，他又去协和查了一遍，阴性。后来他不相信，又去南方查了一下，结果还是阴性。

第四章 岐轩脉法的手法要领
与练习窍诀

第一节 手法法阴阳

《素问·脉要精微论》曰："知内者按而纪之，知外者终而始之。"并将此与春夏秋冬脉象之变化，六者共同称为"持脉之大法"，学脉之人多不知此为何故，岐轩脉法谨遵《黄帝内经》法旨，索其奥义，昭其本来，故于此明而析之，此二者实为言诊脉举按法于阴阳内外之理也，也即"手法法阴阳"之理，然今人多于此义未能明澈，今再论之。

讲习脉法时人们常说，沉取如何如何，浮取如何如何，仔细思量，"沉取"、"浮取"与古脉法"举（浮）之"，"按（沉）之"之义实大不相同。从语法分析，沉取浮取的"浮"、"沉"是副词，来修饰动词"取"，表明取的状态；浮（举）之、沉（按）之的"浮（举）"、"沉（按）"是动词，表示对脉发出的动作。故在古脉法中，诊脉时医者是在"举（浮）"的动作过程中，体会脉搏的变化（气之来），在"按（沉）"的动作过程中体会脉搏的变化（气之去）。并非将手置于沉部不动感觉脉搏的变化，将手置于浮位不动，体察脉搏的变化。此即《黄帝内经》中"知内者按而纪之，知外者终而始之"之本义。关于举按在《脉经》中有"持脉轻重法"，但如何真正做到举按分层次，随心所欲，而不是仅仅分四层、五层、十五层，在《岐轩易医脉法》中会详细讲解。

于诊脉手法岐轩脉法独添一"抚"法。抚者，一查肤之滑涩紧柔温凉，一查脉体之变异也，抚脉以查"独"，独处藏奸也。"抚"查起伏，起伏定乾坤。

初学脉者手法只要掌握了举按寻抚就算已经入门，熟练以后再逐步学习"举按、寻抚、推放、静察、定观"，对脉象的把握就会愈来愈准确。

有人说学习脉诊要用很长时间才能培养出脉感和手感，这倒没错，但不明指法法于阴阳之理而盲目练习，势必会南辕北辙，正确的脉感和指感永远都难练成，但我们会告诉大家怎样去练习每一种指法，并且告诉大家指法的关键窍妙，这也是我们脉法可以速成的关键。

然后落实到具体切脉，我们确定了膈点，分清了寸关尺，然后脑子里形成了一个四度的空间定位，认识到了阴阳之间升降出入的运行规则，剩下的就是怎么去探索，浮取、中取、沉取，在书上就是一些基本的诊脉手法。从语法的角度来讲，浮沉在这里，是形容词、动词还是副词？取，作为一个动词，那么浮沉作为一个副词来描述这个取的状态。也就是说，浮取就是把手放在浅层，中取在中层，沉取在深层，如果说诊脉仅仅是这么一个过程，那么我们搜集的信息量就会很小，所以说，不同的手法搜集的信息就不同。

不同的信息要用不同的手法探查，所以说我们要重点讲几个诊断的手法，首先讲举按寻抚，寻是找到最佳的、清晰的诊脉观测点，其实这是一个寻的过程，寻完了要对它做一个浅层次的探查，我们把它叫做抚，抚完以后就要有一个举按，如果灵活掌握这四种手法以后，基本上很多信息都会被探查出来。

先讲寻抚的方法，在诊脉的时候，首先要有良好的坐姿，不能斜着身子，在姿势不正确的状态下去切脉。开始的时候，切脉还不是非常精准，还没有达到随心所欲，应该先端身正坐，调匀呼吸，心要安静下来。如何把身体坐正坐直，既不能太直也不能太曲，保持很自然的曲度，端身正坐，至少在开始练习的时候，要保持这种姿势。

我们在运用指力的时候，这种指力如果仅仅是发于我们的手指头，还是不能很好地去把脉。指力强调的是内力，什么是内力，就是全身的力量，就是整体之力，而不是局部之力。如果在诊脉的时候，用的仅仅是局部之力，只是手指头在这儿使劲，很难进入状态。所以说我们在把脉的时候，用的是整体之力，看着很轻松，其实全身在用力。总之，只有这样，心神安静下来，才能全身心地投入，端身正坐，调匀呼吸，持脉有道，虚静为保。

谈到摆姿势，有时我也犯这毛病，摆的姿势也不正确，突然发现把不出东西来了，赶紧坐正了。有时觉得还是不够精准，感觉没把透，赶快端身正坐。但是有的时候我习惯了，这样我也能放松，随便一把就能看出来，那是你太熟练了，有时这样也行，其实这种情况并不好，不容易全身用力。

前期的练习，从一开始就养成一个良好的习惯，当我们去把脉的时候，手指一定要轻轻的，先接触皮肤，轻轻一抚。在《灵枢·邪气脏腑病形》上讲，"脉滑者，尺之皮肤亦滑；脉涩者，尺之皮肤亦涩"。我们在把脉时，在摸患者手腕时，可能会发现他体温并不高，但一摸有种烫手的感觉往外透，所以说尺肤滑涩温凉能够体会出很多重要的信息。当与皮肤接触后，我们要找脉了，我不可能上来看一眼，一下手，恰是那个力度，而且我们要找最佳的切入点，按下去，垂直于脉。有时患者手臂放得不正，我们可能还要纠正一下。要让其自然仰掌，这个脉枕不能太硬，应该略微软一点，角度不能太平，但也不能太鼓，要形成一个自然的角度。

所以说前面的工作一定要做好，还是那句话，熟练的话这些细节是可以忽略的，但是有些特别难摸的脉，那肯定要全部进入状态，病人的姿势要摆正，有的病人看病时喜欢跷着二郎腿，如果你也翘个二郎腿，这时候就会受到影响。我们要求自己端身正坐，患者也要端身正坐，这时候他也要很放松，都准备好了，这时候你就要找他的脉，肯定会在桡动脉搏动处，一下手就摸到脉跳，用手触摸它，感觉它跳的过程中，怎样才是最清晰的，找到最清晰的状态，这是"寻"。

我们开始讲抚法，抚法是什么呢，抚法是我们非常重要的一种诊脉方法，抚法是对起伏准确地把握，叫做起伏定乾坤，所以这个抚法相当的重要。这个时候我们有一个要求，三指要并拢，有人说对于个头大的人，得用三指分开来诊脉吧，但是我要求三指并拢。因为三指并拢以后，三个手指之间没有间隙，这种抚法能整体、没有间断地进行观察。要观察脉连在一起的状态，我一定要并拢手指。有人说，如果我分开手指，不就全观察了，那也不行，你不可能把它整合到一起，只能把手指并拢，没有空隙的去观察，可以移动手指，但不能带着间隙去把脉，那样还是看的局部，三个手指连在一起，观察的是一节一节的整体，所以从指法上一定要知道，只有这样，才能很容易地看到整体。

举个例子，这个笔上有个棱，如果你在触摸它时，手指中间留有缝隙，肯定会遗漏大量的信息，而且你这么触摸，摸完以后很难连在一起观察。要把寸关尺联系在一起，当成一个整体来观察，就必须要做到三指并拢，这是人在认识事物时候的一个惯性。当你三指并拢，同时去触摸它的时候，是一个整体连续不断地去观察，当分开的时候，你得到的信息往往是局部的，有断层了，这就是从我们认识事物初入的时候，很简单的一个东西，一定要注意，就这么一个并指和分指的细节，就已经决定了是不是能很流畅地、很容易地把整体的信息捕捉过来。我们可以感受一下，三个手指三个点，再摸，还是三个点，再换还是三个点，摸了无数个点，每一个点都摸了，只不过是无数个点，然后还要整合无数个点，把这些点联系起来，那困难大多了。所以我们上来先得三指并拢，这三点是一根线，然后再挪一下，还是一根线，再挪一下还是一根线，永远触摸的是一根线、一条脉。

就这么一个简单的东西，它会决定你最后对信息的捕捉，所以说当我们把手放到这个地方，我们有一个要求就是用指目摸脉，指目是这个棱。但是我们这里要强调一点，这个棱和指腹哪里顺应性比较大，哪里柔韧性更大，是指腹还是指目，当然是指腹。哪里密度更高，所谓的指目密度更高，哪里密度小一些，是指腹。那么我在对一个东西进行触摸的时候，我要保证不影响它自身的形态，要使用密度低的部位去对它进行触摸。因为我要保证对他的触摸，不能干扰它的形状。如果密度大，硬度更大，对它本身状态的影响就会更大，恰是在我对它进行触摸的时候，指腹很柔韧，回应性、顺应性很强，对它的本身形态，干扰就会小得多。所以说抚法的要求就是，三指并拢用指腹触摸，轻轻地横向（垂直于脉管）滑动，这是寻。横向滑动是为了找到它横向的状态，假如说这个是脉，只摸到这边不能说是圆的，我得摸摸这边，再摸摸那边，整体摸一摸，外表的形态就全出来了。

这时我们要做一个轻轻地上下（平行于脉管）滑动，但我不能干扰它的形态，以触摸到脉上为度，基本上就触到它了，似动不动。要在这种状态下去抚摸，体会这个脉管的脉形是什么样的。但还有一个要点，就是手指在他的皮肤上不能产生明显的位移，我们抚的是皮肤，我们要体会脉形得怎么办？需要我们的手和脉管外表的结缔组织合二为一，手带动结缔组织在脉管上做上下轻轻的位移，一定要牢牢地记住这一点。另外一点，这个抚动，上下位移还不能太大，如果太大，皮肤会被牵拉，产生明显的压力，会对脉管产生巨大的影响，这个脉管会失去本来的形态，捕捉到的信息就会不准确。所以说，手法以轻抚为主，抚的力度轻到脉上为候，刚感觉到脉的搏动，又不是很明显才行。

另外还有一点，我们的脉是在跳动，但是现在要摸的是脉的形态，形态的信息是阴还是阳？是阴，但是它的跳动影响了我对它的观察，我要想办法让它的跳动减弱。怎么减弱？你看这个车在跑，我怎么让这个车感觉跑得慢了或者不跑了，就是追着它跑，最后当你达到一定的速度会发现，车和你始终保持在一个距离上，你会感觉车相对于你像不动了一样，这就是相对论。所以我们在抚动的时候，要有一个适当的频率，当频率适当的时候，这个脉搏的跳动你会感觉在减缓，它的跳动变得越来越不明显，所以这时候你所触摸到的就是脉形，脉的形状挺然指下，就会摸得清清楚楚。

这是手法的抚法，可以观察到脉管形态的很多信息，我们的手触摸到尺肤以后，找到脉管的搏动，脉就在这里，这叫寻。寻到以后，我们三指并拢，以指腹作为重要的探测部位，在脉管上做横向滑动，不要力量太大，力量太大就不是他本来形态了，也不要力量太小，没感觉，恰到好处就行，然后进行横向和纵向的抚摸，把出它的脉形，这样整个抚法的过程就结束了，这个时候脉形的起伏，就了如指掌，所以说这个过程，熟练以后可能就用几秒钟，几秒钟的时间就可以获得百分之六十的信息。这是很迅速的，也很简单的过程，但是需要熟练，就是再简单的东西，但若不去训练，也学不会，这是一个训练的过程。

刚才我讲的都是要领中的要领，这些要领要掌握不好，你还是把握不出来，所以说这是抚法的整个过程。抚完以后，我们已经对脉的形体有了整体的把握，对脉形体的把握也要辨阴阳。

另外就是举按这个过程，如果轻轻地放在这里浮取，放在很深的部位沉取，在中间的部位中取，这样举按就全部完成了，所以说，这个时候我们可以讲举按，借助《难经》里面倡导一个持脉轻重法，持脉的时候指力要递增递减，指力可以用一个黍子粒大的力量，作为递增递减的单位，比着一个黍子粒的力量，再小一点也好把握。我们要训练这个东西，所以这个时候举按的训练至关重要，怎么去训练呢？在整个举按的过程中，不要走思，一走思指力就不均匀了，从最浅层到深层指力的递增递减都要非常的均匀，从浮取到沉取这个小小的空间，我们要训练慢慢地按下去，要按一分钟，而且指力要非常的均匀，指力要递增递减，看不出来我在动。这个怎样训练，让他感觉不到你手动，过半分钟，突然感觉较上劲了，已经按下去了，给他一段时间，让他感觉不到你的递增递减，但过了一会，突然感觉有劲了，这种指力很重要。我们有一个要求就是用意不用力，意到，气到，力到，其实不玄，练一练就知道了，在这个时候，心一定要静下来，这就是整个过程，再递增递减，还可以更慢，所以说举按的过程非常重要。

这是对指力的练习，对指力要控发自如，我们将来还有手法叫快速举按，按到一定程度，脉来了我随着它动一下，有的下来了，我迎头就下去触它。这时候我观察它的反应，它来了我迎头一棒，我看它什么反应，来了以后，我顺着你走，我看你走的怎么样，所以这个时候如果指力控发不自如，就完成不了。脉来去的一个瞬间才零点几秒，如果正常脉象一分钟按75次算的话，每跳一次是0.8秒。也就是在某一个瞬间，某一个层面，给它当头一棒，还是一顺，这个时候你的指力控发得相当自如才可以。这个不练肯定不行，先从哪开始练习，先从按脉到筋骨，一分钟按下去，然后再一分钟抬起来，一分钟哪有放松了，不均匀了，病人就感觉到了，让他告诉你，控制不均匀，其实自己也能感觉出来，让他感觉你整个过程中找不到你不均匀的一瞬间，就训练出来了。

练到这个时候指力就能控发自如了，就像太极拳一样，一定要弯下腰来练，如果当体操练，就练不出感觉来了，所以有人说通过这种指法练习，久而久之就会练出功夫来，内力出来了，要想做到这种情况，还是刚才我说的，用整体之力，不是局部之力。如果只是手指用力，很难控制均匀，要用整体之力就能控发自如，这个力量从腰上来，这个作用力在两腿上，双脚踏地，坐稳，这个力量从丹田来。如果我们肢体僵直，手指僵直，胳膊僵直，会影响我们的灵敏度，但是我们这个力量从腰上来，很放松，这就是举按。我们通过举按寻抚的过程，会搜集大量的信息，我刚才说的这个方法，看似简单，其实是需要功夫的，如果不经过训练，很难做到这种指力的控发自如。

这个时候再讲一下怎么法阴阳？先说抚法，我们探测的是什么信息，是脉管形态的信息，不是摸它怎么动的，而是整个脉形是什么样的，这种形状是阴，那我们的指法肯定要用阳去合它，指法要轻柔，轻轻地合它，才能抚出来。另外我们的举按过程本身是个阴阳，所以有人说，学会诊脉，学个浮沉迟数四大纲领脉，再加有力无力，能把这些把出来就算是高手了。如果把浮沉迟数，有力无力把出来，绝对算是高手了。

但真正的浮脉、沉脉能把出来吗，因为说法不一样，浮如木在水中浮，水行润下脉来沉，怎么说的都有，但是我们最早说的浮脉、沉脉是什么样的呢？王叔和说浮脉是举之有余，按之不足，它的浮脉是用什么界定的，举的时候上去了，按的时候没了，这叫举之有余，按之不足。这里面有没有阴阳观察对比在里面，举，是探查来，即阳的状态，气出的状态；按，是探查气收的状态，通过对气机出和入的探查，我知道它是出得多还是入得多。脉浮说明气出的多，一般感冒正气抗邪，翕翕发热，淅淅恶寒，阳气抗邪，要收敛，但是正气出来了，浮，但是还紧，所以风寒感冒就出来了。这要从诊法上，举按就搞定了，举之有余，按之不足，但这个举按已经绝不是浮取和沉取，这时的举按是什么词？是动词，举之，按之。浮之、沉之是名词，这个说明什么问题，这个举是一个过程，按是一个过程，我在整个举的过程中观察脉之来、气之出的状态，按的时候观察气入的状态，所以举按基本上就把人体气的出入给锁定了。举按，曾经被《黄帝内经》列入持脉六大法之中，《黄帝内经》把升降出入列为四大法，加上举按两个手法，称为持脉的六大法，知道升降出入和举按手法，就已经是高手中的高手了。

《黄帝内经》中是这么描述的，"春日浮如鱼游在波"，是不是升起来了；夏日在肤，到皮肤上来了，"泛泛乎万物有余"，出来了；秋日下肤，入了没有，蛰虫将去；冬日在骨，蛰虫周密，降了。它用一年四季来表达人体的变化，大自然是这样，人体也是这样，不外乎升降出入，那么如何去探知它呢。"知内者按而纪之，知外者终而始之"，此六者持脉之大法也。《黄帝内经》中明确表示了，我们前面讲升降出入，然后加上举按，已经获得了《黄帝内经》中持脉六大法，升降浮沉之辨已经豁然贯通，理通了，还要把出来，所以说还有举按。所以知内者按而纪之，要想知道里面的问题，气入得怎么样，从开始一按到脉上，慢慢地按，按而纪之，静静地观察，知外者终而始之，按到底了，再慢慢地放，终而始之，就是举按，所以说此六者，持脉之大法也。《黄帝内经》说得已经非常清楚，升降出入说得也非常清楚，再加上举按，如何知内知外，知出知入，知升知降，就靠一个举按就全部锁定了。

我们的举按手法很重要，一个抚法可以锁定它的升降，但是这是一个静态的信息，我们画的脉图是从静态的信息画的，我们从动态的信息还要把握一次，从双方面观察这个东西，所以我们基本可以从两方面，举按寻抚全部搞定。岐轩脉法里讲的抚法，在举按寻抚里是最基本的手法，因为还有更复杂的信息，我们需要综合性去找，我们进行组合，所以说持脉手法中的心法就是举按、寻抚、推放、静察、定观。所以掌握手法以后，如果要研究脉象的话，先从王叔和的 24 种脉象的描述下手，王叔和描述的脉象是最准确的。所以说研究脉象先从王叔和的脉象下手，王叔和说什么是浮，"举之有余，按之不足"；什么是沉，"举之不足，按之有余"，越按越有劲，越放很快就没劲了，一松手，不来呀，按按它不上来，所以说越按越有劲，按到底下再按还有劲，说明它入得深不深，收的紧不紧，所以这叫沉，肝郁、受寒、气机郁阻都会出现这种情况。然后放的时候，不出，有的时候刚一松手，它就把你的手顶起来了，说明什么问题，出的太过了，入得不足，这就是出入，这就是对内外的把握，所以说手法，王叔和描述的浮沉是最精辟的，最精准的。

有的人说一下手就摸到脉了，这叫脉位的变化，有的时候脉位的变化不足以证明气机的出入。比如说瘦人，瘦人一下手就能摸到脉，这是浮脉么，胖人你使点劲才能摸到脉，这是沉脉么，不能说。所以说即使是胖人用力按到那个地方，已经用了很大的指力了，你说这是沉，但这时候不能说是沉，还要看在脉上的举按变化，才能知道真正的浮和沉，这个时候简单地说瘦人脉浮了，胖人脉沉了，这个时候不足以说明问题，顶多是脉位而已，真正的浮沉一定要动态的观察，才是正确的把握，所以说王叔和的描述是最精辟的。什么叫弦脉？王叔和是这样说的，他说，"举之不起，按之如张弓弦"，看它里面有没有东西，举之不起，郁住了没有，按之如张弓弦，进去了没有，也没有进去，所以说出，出不来，进，进不去，按的时候阻力大不大，按的时候有没有阻力，到什么程度，如张弓弦，举的时候来不来，不来，举之不起，按之如张弓弦，所以说只有符合他的这种描述，才能叫弦脉，举之不起，按之如张弓弦，王叔和描述的很准确。他有手法的阴阳在里面，有脉的来去在里面。然后他说滑脉，往来，是不是带着往来，有没有阴阳，有阴阳，往来前却，前是来，却是退，往来前却，进而又退，刚进上来，又退回去了，所以说王叔和的描述，处处没有离开阴阳，所以他的描述是很到位的，我们要描述脉象还是要去研究王叔和的 24 种脉象。

认真地去看还是很重要的，但是不要陷入到后来简单的意会，如荷叶盛露，这种描述就像如春风吹杨柳枝，是什么感觉，感觉不出来！如羹上肥，羹上面漂着一层油花，这是什么脉，人家就这么描述，你说怎么才能感觉出来如羹上肥呀，水行润下脉来沉，怎么去摸这个沉脉，冬天正是时候。河边结冰了，底下水在流动，又是冬天脉变沉，然后又结了冰，水在冰下流动，我们看看试着去摸一摸，过去他们就是这么练出来的，要这么练，头发白了都练不出来。如张弓弦，然后弄一张弓弦，如张弓弦，怎么才算张弓弦，不得要领，练不出来。如微风吹鸟背上毛，有感觉么，没感觉。所以这样学习，太痛苦了，学起来真的很困难，要想学会诊脉，真的比登天还难，难于上青天。

但是王叔和描述是非常到位的。我们看滑脉，脉之来去，往来前却，前却以后是辗转流利，描述的这种感觉是非常到位的，举之不起按之如张弓弦，这就是典型的弦脉之象。举之有余，按之不足，按之有余，举之不足，他说的都是手法要法于阴阳，并不是说古人不会，是我们后人没学会，不是说古人不好，我没学会，就把古人否了，我们根本就没学会，一用它不灵，就说古人太笨了。说脉诊，谁还相信脉诊，谁摸的出来呀，所以就把古人的东西全盘否定了，所以说手法法阴阳，学会了这些东西，举按寻抚就会了。那升降出入知道了，人脉相应知道了，什么质什么脉象，按阴阳互比知道什么正常了，其实这些知识，这些阴阳的法则已经一环一环地落实到我们的手下了。今天的理是和我们的实践一环一环搭上钩，我们的阴阳，我们整个的操作，我们整个的实践，如何贯穿整个中医的基本原理，现在就可以实现了。

学习中医的这个脉法，可不要把它看成是一个简单的脉法，要把所学的整个中医基本原理融会贯通，然后运用到三个手指上来，台上三分钟，台下十年功，虽然这三个手指头，在那举按，按两下，他用一分钟、三分钟把了把脉，寒窗苦读五年才能落实在三分钟上，三分钟要把你五年的知识落实。所以说整个的脉诊，是对我们整个中医基本原理的落实，这个时候你没有理由，也不应该不对我们的古人肃然起敬。其实我讲的这些东西，没有哪些是我自己的东西，完全是我把古人的东西串起来并且顺下来，我讲的哪一环节，哪一章节不都是古人早就讲都不再讲的了，当然古人具体的动作我没看见，好像是我说的，其实古人肯定也要端身正坐，古人更加严谨，我有的时候把脉太累了，放松一下，但是有的时候把不出来，还要端身正坐，全身放松，给大家把脉。

每一种指法都有它的心法在里面，没有心法，就掌握不了，也就这么说吧，就刚才这些东西，我就经过很多年才总结出来。包括我们要讲"抚法"，抚法的训练其实有很多细节，就是很多个要领在里面，就一个抚法就要练上半天，不要觉得半天就练了个手指头，其实极其重要。

第二节　诊脉的准备与练习

　　岐轩脉法诊脉的基本操作训练，大家把脉的时候怎么把？手一摸，就摸出来了。其实这一瞬间过程看似简单，在下面需要经过长时间的训练，台上三分钟，台下十年功。所以，我们要知道下手的第一个环节是什么，第二个环节是什么，第三个环节是什么。要一步一步地搞清楚，哪些东西很重要。把脉不是说弄个脉枕，把手放上去，摸到膈点，定个寸关尺，一摸一举按就行了，其实这还是远远不够的。

　　我跟大家讲的第一点就是形要正，把脉的时候首先要形正。也就是说我们把脉要有一个姿势，一个坐姿。把脉的姿势是千奇百怪，没有人统一规定把脉应该有怎么样的姿势，其实错误的姿势会影响对脉象信息的捕捉。有些东西说半天不如做一下，应该经常练习。假如说我在把脉的时候，来了一个病人，医生跷着二郎腿，这个姿势雅不雅？首先给患者的感觉就是这个大夫怎么吊儿郎当的。首先从一个医生的角度，很难让患者信服。所以患者到你这里的时候，你肯定要端身正坐。

　　所以就要求我们要有一个正确的态度，正确的姿势。患者无论坐在我们的左侧还是右侧，我们端身正坐，有一个调神的过程，其实这个前提我们的形、气、神都要调好。心一定要静下来。

　　那怎么样我们才能调神、调形？很简单的一个方法，首先我们要放松。倘若浑身紧张，比患者还紧张，能把出脉来吗？把不出来。这个道理很简单，怎么去做？要领在什么地方？我说重要的一个方法是端身正坐，调身调心整个过程有一个中心目的。

我们在举按的时候，在举按过程中就 1 厘米的距离，我们要分成三个层次，分成五个层次，十五个层次，是不是一件很不容易做到的事情？那么这个时候你的指力控放要不要达到非常准确的程度？就这么小的距离，指力要递增得均匀，按下去的时候，几个层次要把握得非常准确，心手非常地灵活。

要怎样才能做到这一点？我怎么样才能发出诊脉的指力？最基本的形正是为了发力，也只有做到了形正、心静，气机调和，这个时候，我们才能够在极短的距离之内控放自如，调整几个层次。我知道自上至下，我力量的递增是非常均匀的，力量的递减也是非常均匀的，我要求一瞬间把指力递增到某个层次。这在诊脉的过程中极其重要。不像《难经》中讲的分成十五菽。那我们就分成浮、中、沉，能不能做到？指力控放自如，在三个层次之间自由地举按来去。

这个指力要不要训练？必须训练。而且必须要有意识地训练，不断地加强心手合一的能力，才能做到这一点。如果稀里糊涂地不去训练，很难做到，而且我们要求这种力量一定是发于丹田。这个力量根于双足，两脚踏地，由腰来透发，最后通过身体，传导到手指，不能双手紧张地举按，这样就控制不了。

所以我们整个的训练过程要训练到什么程度呢？就是心手合一，才能控放自如。如果姿势不正确，势必要干扰指力发力。所以说姿势的正确性是极其关键的。假如你已经练出功夫了，不用摆姿势也可以，因为你功夫已经到家了。但是你功夫还没练出来的时候，就要严格地要求自己。端身正坐，前提是放松。过去有一个调身的方法，端身正坐，两脚自然踏地，浑身放松，从头到颈部，到两肩，轻轻放松，这样才可以把脉了。应该养成一个良好的习惯才可以。一开始养成良好的习惯，直接影响到你以后的进步。所以在以后练习脉诊的时候，形一定要正，这个形正并不是说为了好看。我整个搭在这里，我要给他用力的时候，他很长时间才会感觉到加力，如果取一个断面，他感觉不到我在加力的，过了一会儿他才突然发现我的手已经加力，并沉下去了，就是说在整个过程中取任何断面，他不应该感觉到加力。要训练心手合一时，指力的增加要让对方感觉不到手指的运动。

要想能够做到这种指力，要两脚自然踏地，端身正坐，肩部要放松，诊脉的手也要放松，也就是整个过程之中，要静下来。因为如果静不下来，手指的移动是控制不了的，而且你真要是这么练，那么把脉和过去练定力一样了，心手合一，一念代万念。不允许走思，一走思就乱了。所以在整个诊脉过程中，我们的身体要端身正坐，我要保证我的气息，力量发自于丹田。第一点形正，全身放松，如何才能发于丹田，简单的方法就是把重心放在丹田，往那一坐，重心就在那，重心在丹田，在腰部，然后浑身放松，然后缓慢开始加力，这时才是用力之时，就突然发现这种力是一种整体的力量，而不是手在紧张动作，整个举按过程中，手指应该是松弛的，如果用手指使劲，手指是僵硬的，一看力量就会被阻断。所以说，诊者的心能否定下来，气息能不能沉下来，能不能从丹田发力，是达到心手合一，控发自如的关键，跟跑步不一样，所以说很关键。

以下注意一些要点：

第一，力要发源于腰部。继续放松，两脚踏实，可以轻轻地转转腰，通过深呼吸来调吸，多做收肛的锻炼，气息就沉下来了。力量必须练浑厚。

第二，两肩收得太过。可能是平时的习惯，气机就束得比较紧，收得比较紧，需要放松，也就是说，端身正坐了以后，把手微微地放上，两腋要略微虚一下，就会发现气从两边就很流通了，再摸脉就不会有阻力。

第三，手腕也要放松。力量发不过来，在手腕这个地方被阻断了，不能发到三指上来，三指就比较虚，用力用的局部指力，不是那种混合的力量。所以在举按的时候，准确率就大受干扰，所以还要放松，形要正。

第四，知其阳守其阴。如果把注意力过多地注意在上边了，没有把心沉下来，所以在做的时候就很难做到虚静为保，气息让指力调控自如，所以会受到干扰。你说我们的注意力在什么地方啊？其实这个时候有两个，就像老子说的，"知其阳守其阴，知其雄守其雌"，你这时候要知他的脉，这是外，是阳，守其阴，就要守住丹田。所以这个时候一定要把心沉下来，那个力道才能发出来，也就是整个过程之中，别说分五个层次，分二十、三十个层次也没问题。因为我能把每一个很细微的举按力度都可以把控的时候，它就不一样，所以说看每个人作为一个医生应该是医者无病，所以调有病。

第五，脖子和两肩紧张。再继续把脖子放松点儿，因为大椎是阳气透发的地方，如果颈部紧张，力道透发的时候肯定是会有阻碍，因此要沉肩坠肘悬腕，颈项要虚灵。

第六，把注意力放在腰部。慢慢地把注意力放在腰部，也就是知其阳守其阴，要制住你的手，守住你的腰、丹田，力道才能够好。也就是"知其阳守其阴，知其雄守其雌"。

第七，意到，气到，力到。意到、气到，气到、力到，而不是上来就是力到，应该是你心想我要加力，其实在用自己的意，在用自己的心来控制整个的过程。意到，说句比较专业的话，练气功的说，意到，气到，气到，力到。这回就显得丹田和手能够互动起来了。

第八，放松很重要。一定要放松，胸往前一点，就是含胸，大家说在婴儿的状态时，他的督脉很通达，你如果要这样的话，我们的胸椎就向后突，我们要想让他像婴儿。这个时候就已经放松下来了，手指注意放松，要调整自己的状态，可以两脚抓抓地，马上这个气息就会定下来。手指，要微微的曲，曲中有直，直中有曲，太直的时候发力就没有余地，微曲，但太曲也不行。微微的曲，留出发力的余地。逐步的用力，一点点的用力，如果不能达到心手合一的时候，用力的时候，就不是均匀的。

第九，特别松弛，要提肛。一张一弛之为道，有松有懈，要微微的提提肛，微微的下面收一收。要松而不懈，力道就可以静下来。

第十，注意凝神。把脉时，需要凝神聚气，注意力就好像聚焦一样，聚焦以后能聚到一个点上，有的时候可能跟身体的禀赋有关。

第十一，曲中有直，直中有曲。我们用力的时候，传统讲就是，曲中有直，直中有曲。手腕要放松一点，手指略直一点，手指略微再直一点，手指太弯了，太弯的时候不好发挥，太直的时候也不好发挥，这样力量就能够轻易地发出来。能够把这个指力发出去，凝神敛气。注意肘部略微放松，左肩肘放松，也就是我们注意了找一个舒服的体位，最舒服的位置。

第十二，不要太刻意。要放松，要让自己内心舒展，面带微笑，别绷着脸，使着劲，自然而然，气息流畅。两脚并在一起不行，把脚岔开，踏实，放松一些。首先要练到自然随和，很平和的状态。

第十三，指力的放与收。手指要放松开始缓慢的加力，心手合一，慢慢加力，任何力量发出都是有阴有阳，你的手发出力了，肯定会有另外一个部位接受这种反作用力，什么地方接受这种反作用力呢？腰部，两脚接受这种反作用力，就说我这个力量出去了，相对的会有另外的反作用力让身体来承受。这是必然的道理，这边力量出去了，肯定会有一个反作用在身体上某一个地方会承受这种力，这就是阴阳。掌握这个力量。

第十四，用功认真练习。就是说把脉这个没做到的话，后面肯定摸不出来。在体会气机的运用，来去的问题，要想做到洞察秋毫，所以人们练习诊脉时说，"持脉有道，虚静为保"。

你会发现，在短短的1厘米的距离，千变万化，它存有很多信息，当你手指在那一举按的时候，在不停地变化。所以这就是怎么在你掌控之中，十五个浮动之中，三十个层次之中，我们要从它里面分八卦，分九宫。要是没有这些功夫，不可能在脉法中分出九宫分出八卦。这一个太极，就像是一年四季的轮转，配上九宫八卦，一把脉就会非常清楚。没有这些功夫哪能做到。如果一上来就教你摸到什么层次是什么卦象，到哪一层次是哪一宫，告诉你了也把不出来。所以说这个是一个非常重要的过渡过程，但是得懂心法，懂了以后你就照做就行了。

第三节　寻抚手法的练习与纠正

抚法直接涉及我们诊脉过程中，对这个起伏的把握，起伏定乾坤，如果起伏你能够把得出来，百分之六七十的信息都被你掌握了，把出起伏就显得非常关键。在前面讲的，其实重点更侧重的是脉形之起伏，就是说脉的形体就像山脉一样，这种起伏更重要的体现的是抚的手法，抚的手法除了能够把出脉形的起伏，还能把出脉体的大小，脉体的圆润度，甚至于边缘的模糊程度，对于最外层脉搏活动的气息都可以洞察无余，这个信息非常的重要。但是还有一种起伏，叫脉势之起伏。我打个比喻，山的起伏是静态的，江河水波涛汹涌，是不是也有起伏啊？这个时候你用这种抚的方法，就显得微不足道，它是动态的。它不像山形一样，你可以触摸它，这种起伏类似波涛汹涌的江水，就要用推放手法，推放不作为重点，但我们一定要知道。就是说，起伏分为脉势之起伏和脉形之起伏，很多人脉的起伏运用抚法就能抚出来，但是还有一小部分人要靠推放才能把出来，因为它不是体现在这个脉形上，一摸脉形起伏不是很典型，怎么办？用推放的方法把出脉势的起伏，所以说手法的精妙，手法是否到位，将会决定你能不能准确地把出各种脉象信息。

那么抚法该怎么做，如果我们做轻轻地触摸，还需要用力吗？不用用力，轻轻地放在一个表面，这就叫抚摸，这是从它字面上的意思来理解。把手轻轻地放在一个地方，轻轻地抚摸，比如说，这是那个脉，我在这里一抚摸，有个小结，你要使劲的话，就不会那么清晰。另外一点我们的脉是有顺应性的，是有弹性的，你要使劲就会怎样？这时候当你稍微用力的时候，它就会缩回去了，你还能把出它的起伏吗？当你用力的时候，你已经影响了它本来的形态。所以说，我们这个力度不能影响它本身的形态，如果你的力度过于大，影响了它本身的形态，那你得到的结果就是错误的。所以不要影响它原来的脉形，这就是指力的把握。但是说指力太小了，你能摸得到它吗？摸不到。所以需要用心去训练，轻轻地去训练，这是第一点。

还有一点就是说，我们在触摸脉的时候，在脉搏和手指之间有一层东西，把它称为皮肤还有结缔组织，胖人厚一点，瘦人薄一点。这层结缔组织会成为你跟它之间的一个障碍。所以这时候，我们的手在进行触摸抚动的时候，要达到一个标准，就是脉管以外的这层结缔组织与皮肤和我们的手要合二为一。如果我们在进行抚的时候，如果不能合二为一，手指就会在皮肤上产生位移，抚的是脉，还是皮肤？当然，有肤诊，诊肤之滑涩温凉。但是现在是诊脉，不是肤诊，所以说既然是诊脉，那我在进行抚脉的时候，手指和皮肤，或者说结缔组织要合二为一。

它们不能产生相对的运动，如果产生相对的运动，那么你抚的是皮肤而不是脉，所以说我们要跟它合二为一。我们的手指是带动着皮肤，带动着这层结缔组织在脉管上进行抚动，这些细节和要领，必须要掌握，要不然摸脉今天准了，明天就不准了，刚才准，这回又不准了。就是说一些细节、心法、要领你没掌握，就会出现失误。当我们的手再和它合二为一以后，我们在脉管上进行横向和纵向的移动，合二为一的目的就是不让它产生位移，也就是说我们的手指与皮肤之间不能有位移。然后我们的手要带动这种结缔组织和皮肤在脉管中进行横向和纵向的移动，移动的距离不能太大。

为什么？如果说要抚动，虽然我这手不产生位移，但是我使劲这样抚动，还叫抚吗？使劲抚动的时候会带动这个皮肤，这种皮肤会牵拉周围的组织，如果我移动的距离太大，这种皮肤的移动会带动周围的组织，它会间接地影响脉本身的状态。所以我们应该这样轻轻地抚动，就是说距离太大，会对脉管产生压力对不对？所以说这种抚动一定是小距离的滑动，有的时候稍微不留神距离大了，它就已经受到干扰了。这种轻轻地上下触摸，他的脉形就挺然指下，摸起来就非常的清晰。另外我强调抚动，是横向、纵向两个方向都有。手就像我们的眼睛，所以对它有一个横向和纵向的抚摸，这个不能缺。

我发现有的人，手就在那地方摸呀摸，其实当你这样进行抚摸的时候，能够找到最佳的切入点，其实这个方法是"寻"，寻要怎么寻呀？要上下内外地寻，如果没有这个前提，这个切力点，你找到脉进行举按的时候，上来就按，可能手就偏了，所以说前期你要进行抚动以后，才能找到感觉。其实习惯了以后，就往上一搭，马上就找到那个举按的最佳点。

抚动频率。抚动的时候它有一定的频率，这是非常关键的，大家有的时候不太注重，我们的脉在不停地跳动，所以我们把的脉形是阴的，是把它的静态，我必须要剔除它动态的信息，才能够去对他的脉形有一个准确的了解。可是它在不停地搏动，这种搏动会干扰我对这种静态信息地把握，怎么办？有个相对论，我们有一个方法，这是非常关键的，当我们的手指轻轻地抚摸它时，我们在动，它也在动，当动到一定程度，发现它不动了，有时候我们坐着车，车在跑，我也在跑，当他们跑的速度差不多的时候，发现车不动了，明白这意思吗？所以当你手动达到一定的平衡，突然发现这脉怎么不动了？不但从理上讲得通，从指法上也是完全可以做得到。所以说，我们抚动的频率恰到好处的时候，脉似乎就不动了，它的动态的信息就被你掩盖下去了，用你的动去掩盖下去，那么它显露出来的就是静态的形的信息。

另外一点，如果你想找出形的阴的信息，肯定就要用阳来去侧击。手这样轻轻的微动，达到一个最佳的不动状态的时候，它的起伏、形态就非常鲜明地被你捕捉到。所以说，这几点是能够保证你准确把出脉形起伏的关键之中的关键。其实这些东西说明白了一点不难，不说明白就觉得很难，这些东西就是后续经过十几年以后慢慢摸索出来的。有时候今天摸的准，明天又差了，因为自己在学习过程中是学了一些法则，这些法则落实到实践当中的时候是有距离的，要保证这种法则在实践中准确无误地去落实，还要不断地去摸索。一层窗户纸说破了一点也不神秘，抚法定乾坤，学会这种指法得知道它的重要性，把出升降浮沉你已经很厉害了。

手指中间不许有空隙，布指时手指要并在一起抚摸，如果不连续了，就不能体现整体观，所以只有手指并在一起抚摸，这样才能实现我们起伏的整体观。你布指时有空隙的话就会很局部，会影响整合，这一点很关键。

举个例子说，你要能够把出这个升降浮沉来，下手的时候，就会立竿见影。所以这并不是什么太难的事情。原先我跟大家说过，我第一次建立中医的信心就是上大学的时候，因为那时还不会准确地切脉，当时就是看了张锡纯的大气下陷，回去蒙了一把竟然蒙出效果来，马上信心就来了，回去就加倍地努力学习。当时脉诊上肯定不如现在，要是现在一下手就知道大气下陷了，那个时候就得想，这怎么回事，越想越问，越想越摸，只是觉得挺像大气下陷的，那个时候就是猜，如果是现在就非常肯定是大气下陷。那个时候，那个患者是肺心病，肺心病发展到最后是右心衰，患者已经到了这么个状况，那时正赶上过年，连那个寿衣都准备好了，说实在的还能活吗？去了后一看，那输液瓶子在他们外屋里摞了一摞，都输了半年了，每天都是强心、利尿、扩张血管、消炎、预防感染，那个时候我表哥是老中医，一直给她看，他说你看看我给她开的方子，一看全是附子，我说这么多附子强心还不行，输那么多地高辛还不行，我觉得我要开方子肯定不能开附子，一想，没准是大气下陷。摸脉吧，怎么摸脉怎么像。后来就开了解郁升陷汤，因为她跟她儿媳妇吵了一天架。她吃下一煎药去，过了二十分钟她就坐起来了，她这郁气上来了，吐了口痰，她说我这呼吸，这气能接上了，就这么快。喝下一天药去，第二天早晨起来，要给我们做饭了，就这么又活了一年多。所以那时候就有信心了。

前几天还有一个也是大气下陷的，说是大气下陷，还不是大气下陷，一个是升不起来，但还有降不下去的。我在看病的时候呢，就是说看到他这个病以后我也一头雾水，后来就想，当时他就眩晕，天旋地转，很多大夫治疗时就是往下降，你怎么降也是管点用，好两天又犯，后来我就想这的确是降不下了。其实是他右边气降不下来，他也头晕，但一摸脉中气不足，典型的脾虚生风，是右边的脉气浮越不降，不能够降下来了，但是我就想给他用点旋覆花、代赭石、白术、茯苓、人参，给他降降看还头晕？所以说升降出入不仅仅是左边和右边，它在不特别典型的时候，你把不出他的升降出入来，这时候推放手法显得非常的重要，用上1周的药，不晕了。

所以这样的情况就显得非常的多，决定成败就是升降出入，再决定你能否切出升降出入，是你的指法，所以这升降出入至关重要，大家应该高度的重视它。那么，经络重要不重要？那经络在干什么运动啊？升降出入，就这么重要。所以说你不去重视它，肯定不可以。所以说我们用抚法掌握了这些信息以后，我们基本上就可以进行临床的操练了。起伏有脉形之起伏和脉势之起伏，我们的抚法是针对脉形之起伏而定的，脉形之起伏，要靠这种方法来观察。

端身正坐，这么坐舒服，患者看了，感觉大夫太好了，这回跟举按就不一样了，但前提是在虚静、心手合一的情况下，你已经练得很纯熟了。有人问我，你摸脉时手怎么老动呢。有不动的时候，有该动的时候，该动的时候一定要动，所以我摸它的形状就很清晰。有时候在略微的加力之时要寻找最佳的抚摸点，到底是用几个手指头，想用几个手指头就用几个手指头，可以用五个手指头，所以这并不是最主要的。有的人说你到底用一个手指头，还是用两个手指头，还是用三个手指头，我说我用四个手指头也可以。

有时候脉体边缘不清晰，湿气比较弥漫，肝肾不足，所以这个时候你只用抚法还不行，要领都是这个要领，但要真正推放的时候，我可以做一个简单的方式，要从上慢慢触摸到脉体之后，然后举按，通过举按以后，推到下，然后放到上，这个比较复杂，举按纯熟之后，才能做到。有的时候这边高，这边低，现在的气机运行状态不好，就要轻轻的浮动，也就是我们的手和病人的皮肤、结缔组织融为一体，轻轻的滑动，上下移动，然后再放宽位置，就像一个整体一样上下移动，把它上上下下、前后左右摸的清清楚楚就可以了。

如果胖人脉比较沉，那我要使点力量才能感觉到，但不影响它本身的形态。这个就要指力略大一些，才能摸得到，指力小的话，根本就没东西，要加指力，才能够触摸到脉动，然后，再调一下指力，减减力，再这样进行就可以了。所以说，指力很重要，是以不影响脉形本身的状态为界限，所以没有一个固定的力度，但前提是应该等它动两下，再去抚，因为他要是不动，你就不知道自己是不是摸到脉。说举按寻抚，一样不能少。

所以在抚的时候，有的人膈部相对的比较浮，比较清楚，不用使劲就能摸得到，但关尺脉比较沉，不使劲就摸不着，所以在同一个脉上，可能在进行抚的时候，有的地方不用使劲，有的地方就要使劲，这样脉体的软硬才能观察到。所以这个指力要根据脉随时调整，根据需要随时进行调整，所以说手法要灵活的掌握。

假如这个人的脉，轻轻一搭手，还没使劲，已经感觉一个脉从他的右尺外侧向寸内侧斜着进去，浮弦就过来了，所以轻轻的一抚，这时候指力肯定要刚好轻柔。另外只有脉沉下去的地方，才要使劲，你这个地方加力才能摸到，这个地方不加力就摸到了，本身的起伏已经就摸出来了。如果你要是不能心手合一，手指就不能灵活的轻轻的浮动，就不听使唤了，所以只有熟练以后才能把的出来。

指力调整到脉上，一定要知道，虽然抚法是整体，但真正运用的时候，举按寻抚，是在整个诊脉过程中的综合运用，缺了哪一个都不行，举按寻抚要不停的交错使用。

第四节　举按手法的练习与纠正

举按其实还包括快举按和慢举按，但是要从慢举按开始训练，纯熟以后，灵活自如，慢慢地控发由心，想到哪个层次就能到哪个层次。当训练到非常纯熟的时候，快举按自然就水到渠成。所以说这就是举按，所以说我过去就觉得举、按、寻，练好一个举按其实已经快会了，因为什么，古人讲，举、按、寻，就是三个手法，找到脉，然后开始举按。寻是什么，寻就是找脉，找到最佳的切脉点，然后开始举按。岐轩脉法总结的法指有：举按、寻抚、推放、静察、定观。

其实我们讲的虚静，有了虚静为前提，将来你的诊脉达到定观的程度，什么叫定观呢？手就像心灵的眼睛，再看这些东西，到那个时候，你是一层一层的不断地进步，万丈高楼平地起。诊脉有这些次第，诊脉不是说我到什么程度就算高峰，永远没有最高峰。若遇到复杂的疾病，有时候把不出来怎么办，平时习惯了已经不严格要求自己了，不能马上切入，就得赶快调，端身正坐，然后调好了，静静地看，真正遇到复杂的疾病也得是这样。当然若纯熟了，可以不严格要求自己，但是真要遇到疑难的病机，真需要仔仔细细地去体察，不仅把心定下来，心里静一分，就看清楚一分。所以说"持脉有道，虚静为保"。"虚静为保"原来能看到这么多千变万化的东西，虽然还不会分析，至少你看到了这么多变化在这里，所以说，诊脉里边包括指法和脉象，指法才是真正的秘密。如果告诉你什么脉象什么病，就不告诉你怎么摸脉，还是白搭。

所以说，大家一定要重视，不要觉得我说得简单，今天我能做到，明天就不去要求自己，其实古人有一句话叫"上士闻道，勤而行之，中士闻道，若存若亡，下士闻道，大笑之，不笑不足以闻道"。它是什么意思呢？真正有智慧的人，真正明白这个道理，会坚持不懈地去践行它；中士明白这个真理，又要去做又不想去做，做又怕费事，若存若亡。古人曾经说过，前面明明有个坑，他就是不拐弯，或是就不想走在另外一条路上。原先我听说过一个故事，就是说有人走在一条路上，前边有个坑掉进去了，然后下次怎么样，下次仍然还走在这条路上，还得掉进坑里面去，第三次才明白，怎么办，掉进坑里知道爬出来了，第四次他知道绕过去了。真正有智慧的人是怎样，走在另外一条路上，明明知道我原先这条路有问题，我就不改。

其实有很多人都是这样，抱着自己的东西，我原先的诊脉思路是这样的，我用岐轩脉法的东西充实我自己的诊脉思路。大家想这是两个概念，岐轩脉法是重视阴阳，以阴阳为准，他自己的东西是找感觉，去蒙，他想把我这个融到他那个体系里边，去完善他的诊脉体系。所以说，有时候虽然他会说，这就是我学的岐轩脉法，但他是在把我的知识充实到他的知识里边，他不是彻底地学习我的东西，是把学到的，自己认为有用的东西充实到里边去。就像你原先盖的是二层楼，你的知识构架是二层楼，终于你看到一个盖高楼大厦的图纸，材料什么都有，你说我就在二层楼上去盖高楼大厦，可能吗，不可能的，你建不起来的，建完就塌，怎么办？把二层楼拆掉，那砖头瓦块可能还有用。有人说我学了那么多年的中医，我都白学了？我说没白学啊，我们的中医基础理论、诊断、中药、方剂都很好啊。

我们看病的时候，我们学的很多东西照样可以用，你学的方子照样是宝贝，就是看你会用不会用。我们学习岐轩脉法，先学习脉法辨阴阳，其实我们整个中医的灵魂，从八纲辨证，从阴阳表里到寒热虚实，这是八纲辨证对不对，到脏腑辨证也是阴阳，到六经辨证，到卫气营血辨证，到三焦辨证，哪一点违背了阴阳的法则？都没违背是不是？就是说我们中医诊断那么多东西，没有哪一点是违背了阴阳法则。只不过我们教给大家的是要用阴阳的法则把八纲辨证，到脏腑辨证，到卫气营血辨证，到三焦辨证，到那个六经辨证，要把它一气贯穿起来。让你感觉到融会贯通，只是做了这样的一个东西，所以你说有矛盾吗？没有矛盾。也就是学了以后，你们原先的那些东西会怎样？会更好使。只要你真正通达了以后，你会发现原来这些东西用着会更加的灵活。

所以今天给大家做一个总结，正所谓"脉中自有天地大，全由心上起经纶"。大家要用心学，不用心肯定是学不会的，任何东西都是这样，干什么东西都是这样，要用心，把心静下来才能学会。

以下是如何练习：

第一，全身放松，不能靠重力来诊脉。一定要坐直，但我坐直了就没那么放松。时间长，习惯了就放松了，就舒服了，怎么样你也得端身正坐，这是最基本的姿势。心要定下来，一定要沉下来，也就是说指力要均匀，慢慢地按下去，要心手合一，要不然你会这样，加力的时候使劲按一下，再使劲按一下，再使劲按一下，加力很难均匀，如果不经过训练，指力很难控发自如。所以说，这时候你说我要分层次去按这么一个脉呀，肯定是做不到的。所以说这种练习，就是现在这种，你练好这个才会举按。大家早晨早点起来练站桩，把身体练好，如果你习惯塌着身子去给患者一个压力，你觉得这样才能使上劲，其实这看着也不舒服。要端身正坐，全身放松，你用的力量，靠的不是重力，而是靠自己的压力来按脉，不是靠你的心神来诊，最后要求是意到气到，气到力到。这才是整个的诊脉过程。其实这个时候就是对整个身体的调整很重要。

第二，松而不懈，松中有紧。过于放松，不要可以两脚五趾微微的抓地，力道应该从下传到手指，可以把脚往两边跨一下，你会感觉很稳当。人的身体在放松的过程中，要做到松而不懈，肯定会有一个相对紧张的地方，把两脚向两边跨一下，这样会站得很稳，五趾要微微地抓地，这时候你就感觉双足微紧，它这个反作用的点就会出来，气息从两脚生根，腰部很充实，然后所有的力量从下盘贯到手指上。

第三，一开始就用正确的姿势。我们将来会经常把脉，所以从一开始就要用正确的姿势正确的方法去进行，如果有一个错误的开始，再过十年、八年，还会再度错误的去学习。所以现在从一开始就要走在正确的道路上。

刚开始练习的时候，形一定要正。大家仔细去把脉的时候，你就知道什么样才是正确的姿势，不要还没练会呢，功底还不深厚的时候，你就开始随随便便，没有规矩地摸脉。大家按照这个规矩扎扎实实地练。形体的调整，将会决定你以后的成就，所以说要注意，只要伸手练就要这么做。

第四，指力从下向上贯通。在全身放松的情况下，微微地用力，用的是全身之力，其实我们的指力，虽然是一个轻轻的指力，但却是全身的力量。姿势很重要，如果你把双脚并在一起，这种感觉不利于放松，把脚放开点，往两边跨开一点，然后扩一扩胸，然后把你的另一只手放到桌面上。把身定下来，气息调匀。知其阳守其阴，你的力量的重心在哪里，两脚生根，腰部的力量蓄势待发，用来怎么样，控制好心手合一。

如果手指头用力没有从腰里发出来，你还是在用手指头在那里较劲，所以这时候你的指力就会显得不是很细致入微，让他感觉不到，你这一使劲他就知道，你稍微一使劲他就能感觉出来，所以说用这样的指力诊脉是不行的。现在不要讲心法，摆姿势大可以调，把气机调到这个水平，不管用什么姿势一调就可以把气机调下去，就是两脚再开一些，两脚再开一些，拇趾微向下抓地。

第五，似诊非诊。你现在总想诊脉，这个东西把你套住了，就像漫不经心地看一个东西一样，你没有目的性，你就不紧张，这个手指头放松一点，似屈非屈。可以把右手放桌子上，这样子会让你的气息出入的会更流畅。

第六，放松不要彻底。松肩，把肩放松，憋着气不行，放松一点，放松了以后自然就好了。因为紧张，气息传导不畅，手也要放松一点，颈部要放松，放松后很快就进入状态了。还可以继续放松，如果不能彻底地放松，气息就沉不下去，没有沉到丹田，指力运用就不能够自由自如。

第五节　运用指腹来诊脉

我们运用抚法的时候，有的人说是用指目，所谓的指目是指指尖跟指腹交汇的那个棱。过去我一直在想，为什么叫目？是因为它灵敏，目就像眼睛一样。其实后来我发现真正的指目应该是在手指的螺纹的中心点，就是通常说的指腹，每个人的手上都有螺纹，螺纹的中心点，我觉得那是个眼睛，目就是那个眼睛，就是说指目指的是眼睛。这个作为漩涡点，是接收信息的部位，既然有其形，必有其气，既然在这里斡旋，成为一个螺纹，还呈漩涡状在这里斡旋、旋转，是人体在末端形成的气场，形成最典型的一个旋转的太极气场，它有一个中心点，我们称为指目。在诊脉的过程中，当你真正能够定观的时候，肯定是这个眼睛在起作用，而不是这个棱在起作用，所以最后去洞察信息、整合信息，全盘接受这些信息的时候，肯定是这个地方起作用。作为旋转的太极气场，这个地方很特殊。而我们原先说的这个棱，只是旋转气场的一个边缘，这是我的认知。

我们在举按发力的时候，对脉管会产生压迫，手指的哪个地方最容易改变脉管的形态？是这个指目（特指棱，下同），而不是指腹（特指螺旋，下同），指目的硬度很大，很难调控它的层次感，但指腹顺应性强，在加力的时候，有一个顺应性，可能指力已经掌握得很好，脉管不会因为用力一点就会有改变。当一点点用力按的时候，它有弹性，有顺应性，所以说，在不改变脉管本身状态的前提下，什么地方最佳，是指目还是指腹？当然是指腹。抚法是必须使用指腹的，当我们用指腹的时候，三指并拢，中间的间隙相对指目就缩小了，所以要洞察整体的观察用指腹比指目要好。

但是也有用到指目的时候。举按时，哪里按得最得劲儿啊？是指目。因此，不同的目的，不同的要求，我们用不同的指法。比如说推放，推放时很空的时候，也要用这个棱进行推放，就能使上劲儿了。所以在推放的时候可以用，但是我们习惯之后，基本上就以指腹作为信息的采集点。也就是说，如果用棱采集信息，会丢失一部分信息。

所以说这个练习有一个从易到难的循环晋级，也就是循序渐进的过程。临床上不仅有抚法，第一步用抚法，下一步要用举按，第三部要用推放了，它们是不能割裂开的。好像练拳的招式一样，是应机而动，应机而上。不同人的脉代表不同的病，表现也不同，指法是灵活的，但是不能离开举按寻抚。它们是一个综合的运用，这个肯定要有一个训练的过程，先理明，法通，再不断地练，大家练上一段时间就能灵活掌握了。

知识不在难易，就你用心不用心。学习东西还要有悟性，放下执著，放下我执，才能真正学到东西，其实每个人放下我执，就会进步。

总结一遍，第一点就是力量不改变脉管的形状和形态为主。第二就是手指要和脉管之外的结缔组织合二为一。然后手指带动结缔组织移动，再就是移动的距离不能太大，应该是不能产生位移，移动应该是纵向的和横向的。再一个就是频率，应该和脉的频率保持一致，然后就是让自己感觉不到脉的跳动。第四点就是三个手指之间不要有缝隙，用手指的指腹来摸，不是说我们的动作频率和脉搏的频率接近，而是你略动一动，就基本上感召它，不是说，它跳六十次，你也要动六十次，其实这就是一种感觉。

所以学会举按寻抚这种手法，在一瞬间就能把出很多信息。像抚法，主要强调用来摸起伏，另外抚法还用来摸脉形，起伏是脉形的一部分，脉形里还包括粗细，也就是大小，还包括缓急，就是紧张度的高低，所以说这些信息在抚的时候就可以感知了。有的脉形一搭手就很清晰，脉管具备一定的张力，脉形才能清晰。脉搏的张力不够，脉形就不清晰，其实也就是脉体紧张度的高低。所以说脉管不清晰，还是张力不够，这只是一个角度，然后逐步地通过抚法，解决了脉形的问题，然后脉位，第一个就是辨脉位之阴阳，然后辨脉形之阴阳，抚法就可以解决很重要的问题。

之后要辨脉幅，也就是脉的来去，来为阳，去为阴，要靠举按，会举按了，就能洞察来去。能够洞察脉的来去了，这个可不容易，因为整个脉的来去，需要的是来的过程的状态，去的过程的状态，所以脉形好切出来，脉之来去不好切出来。现在大家学起来容易，因为你不用再去摸索了，所以说脉之来去，就要靠举按，甚至有的时候要靠快举按来解决，快速的举按，举之有余按之不足，是什么脉？是浮脉，你看古人在鉴定这个脉象的时候，靠举之，举之有余，按之不足，古人比了没有呢？但要是不通过举按，上来就一搭手，说浮脉，那和古人说的举之有余按之不足是一回事吗？因为王叔和说了，举之有余按之不足。有人说，一下手怎么也摸不着啊，这脉太沉了，是沉脉吗？不是，王叔和说，按之有余，举之不足，你没有运用手法，怎么说他是浮脉或沉脉，其实能够把浮沉迟数搞清楚了，已经不容易了，一个浮沉搞清楚，就已经辨出了病在里在外，在脏在腑。所以说一个举按的手法，将会决定对脉象的诊断是不是准确。

古人说的举之有余，按之不足，是浮脉；按之有余，举之不足，是沉脉。这才是王叔和所说的那个浮脉和沉脉。但如果没有手法在里边，就不能界定，有人说，使了劲儿才能按到它所以沉，一下手就摸到脉了所以浮，这种定位的方法是错误的，你只能说是脉居的位置。因为我们每个人禀赋不一样，有的人脉位是偏沉的，有的人脉位是偏外一点的，这和胖瘦有关系，跟体质有关系。跟他住家的位置一样。那个人住在山顶上，那个人住在半山腰上，那个人住在山脚下，所以界定浮沉，我们还要进一步界定。如果这个人的脉在深层才能摸到，要界定脉的位置，这是我们辨的第一个层次，第一我们辨脉位之阴阳。左右浮中沉，这个界定是在我们辨脉位的阴阳里面界定的，然后界定了这个之后，再界定脉之来去，也就是王叔和是在界定脉之来去的过程中来界定浮沉的。所以说这个时候，这个浮沉是在哪个层面上？是在脉幅，也就是脉之来去的层面上界定一个浮沉，这是王叔和所说的浮沉。

脉里面存在很多的差异，只有通过深入思考，这里面的关系才能够搞清楚，这个可能很不容易，当时我在整理各大医家的脉象，这一个浮脉，写好几篇，他们之间说的不是一回事儿，是有差异的。所以如果把这么多医家所说的浮脉放一块儿，想象成一个统一的脉象的时候，你还是不明白他说的是什么东西。通过仔细辨别之后，张三说的是这个，虽然他说的也是浮脉，但是他说的是这回事儿，李四虽然也叫浮脉，但说的是这回事儿，这个工程量是非常的大。但是这些东西有用吗？也有用，可以提出很多经验的东西，要是能看透了，看通了，会给你节省十年二十年临床摸索的时间，也能给你带来一个飞跃，但是若不从最基本的诊脉思路上入手，最后他说的东西你也学不会。所以说一开始，就要从最基本的入手。

就像柯琴说的"唯在指法之巧，分析之细而"。所以柯琴在写《伤寒论翼》的时候，就从阴阳的角度，详细地阐释了整个诊脉的分析过程。最后他总结了，现下的诊脉，从王叔和以后全都是废纸。当时说的也有点绝对。所以说"夫在诊法取其约，于脉名取其繁"。夫在诊法，脉名是结果，根和枝叶的关系，你拿着树叶和果实，你整出来那脉象，也是一个结果，我们学习只看结果，不看那条路怎么走。去罗马好啊，但就是不告诉你路怎么走，你去得了吗？肯定去不了。岐轩脉法就是要告诉你怎么走。

指法在岐轩脉法里面作为一个非常重要的、核心的东西去训练，但是光有指法还是不行，就像柯琴说的"分析之细而"，所以还要去分析，这就是以阴阳为法则。从指法到分析，要一线贯穿下去，举按寻抚，要做重点的训练。我们还要善于去总结，所以按照操作过程，把它捋顺下来，一步一步去落实，就有条不紊了。《黄帝内经》上说得更简单，一句话就交代了，"察色按脉，先别阴阳"，古人的智慧就是这么简单，所以我们还得善于思辨。

第五章 岐肝脉法中脉象学习的窍诀

第一节 脉象剖析法阴阳

在真正理解了《黄帝内经》中所阐释的诊脉理法后，我们可以把前人留下来的脉象经验当做临床实战的演习，这样一来精通诊脉就不是可望而不可即的事情了。

我们根据近年来人们对脉象要素的分析和把握结合《黄帝内经》脉理，把脉象化整为零，然后再化零为整的整合出各类脉象，从而找到了迅速把握脉象的方法。但我们更重视"脉象要素分阴阳"，若只讲要素不辨阴阳，那就失去了中医脉诊的意义。这是岐轩医学自始至终贯穿如一的灵魂，关于这个"灵魂"——打开中医大门的密钥我们会在《岐轩易医脉法》中全盘拖出。

"岐轩医学"认为诊察脉象首先要从"脉"的活动空间，作为"血府"的脉（管）的自身状态，血府中的"血"和促使血在血府中运动的"气"四个方面考虑。

在岐轩脉法中为了能按着《黄帝内经》辨阴阳和气机"升降出入"运动相结合的方便，我们从以上四个方面考虑把要素归为七类。

岐轩脉法认为脉象的构成要素主要从七个方面去分析，即脉位，脉之形体，脉中之"气"，脉中之"血"，脉幅，脉率，脉律。对每一个方面我们都要按"察色按脉先别阴阳"的思维法则去分析，并结合气机的升降出入变化在脉象上的体现，这才是岐轩脉法的诊脉思路，这样就能准确地把握脉象。只有这样，在诊脉过程中才能全面准确地抓住重点，层次分明，有条不紊。也只有这样，在临床的诊脉实践过程中，医师之间才能轻而易举的取得相同结论，而不是每个医师得出的结论都不一样，所得结论主观性太强。

脉象剖析的过程其实就是临证诊脉思维的重要中间过程，在学习脉诊中是不可缺少的必由之路，所以在学习脉诊过程中练习写出一篇合格的关于脉诊的说明文是必不可少的。这篇说明文当然要从七诊及脉象七要素去剖析描述。

本节是最最重要的一个环节，就是脉象剖析法阴阳，也就是所有前边的一切，完成了手法以后，我们确定膈点。定好寸关尺，然后人脉相应，找到了人体的四度空间定位。脉的上下左右与浮沉，与人体的空间定位息息相应。就像什么？我们把人体浓缩到寸关尺上来，是不是？活灵活现的一个人就在我手底下，然后还要观察，人体的气机必然是运行在阴阳之间，是不是？阴阳相感相交。这个时候，就有了阴升阳降，阴出阳入。升降出入，十二经脉运行的这种规律展现出来，在我的脑子里面。

然后我们一下手，再加上我们的指法，手法法阴阳。就知道该怎么下手了，剩下的就是脉象的具体分析。现在我们要对脉象有一个彻底地剖析、认识。我们想想，我们在把脉的时候分析这脉为什么会跳呢？这谁都知道，心脏在这搏动呢。一搏动血都打到脉管里，血就是出去回来，出去回来，心脏在中间，血是出入，出入就是这样的运动。

气的运动离不开形的运动，形气神永远是高度统一的，形气神不统一的时候就变成相片贴墙上了。我们整个诊脉的过程，当不知道这个脉象的时候，但认识和分析了整个脉象的构成要素以后，我们才能做到，脉象的千变万化都跳不出我们的手心，我们要有这种本事才可以。

我举个例子，看我们这里的建筑和别的地方的建筑是不是不一样啊？古建，上边跟古代建筑一样。但是说跟旁边的瓦房有什么区别？其实从这个建筑材料上来讲，没有太大的区别，都是用的钢筋水泥砖头瓦块。无论建造成什么东西，这个材料都一样。那脉象也是这样的，无论它怎样跳，构成这种脉象的根本要素不会有变化。大家明白什么意思吗？无论它怎样跳，还是这些组合在变化。

无论是多用了钢筋，还是水泥，还是青瓦，只能说材料组合变化了一下，所以说它有不一样的地方就是材料组合有区别，我们脉象的变化无非就是在某个方面突出了一点，它的象就变了。这时候我们为了能够一眼看到它的实质，那我们就有必要分析这个脉象的要素。刚才提到当心脏一搏动，它的这种力量会传导到我们的外周，我们把它叫做气，气就是鼓动的那种力量，这种力量来源于我们心脏的搏动，所以说心脏的搏动力量就是气。可是心脏这种气之所以能传导过来，它里面还有血，有心脏搏动力量的传导，再加上脉管里的血，就是气血，血的运动是在血管里流动的体现，气血在这个时候是合在一起的。

举个例子吧，比如说一支笔，我把这个笔使劲一抛，抛上去，我的力量和这个笔合二为一了，它为什么会上去，因为我的力量加在了这个笔的身上，也就是我心脏一收缩，这种力量就附加在了血的身上，血就像剑一样射出去了。心脏的力量就附加在了血的身上，这时候气和血就是就一体了，所以说我们气血一体，有气有血，如果脉管里面没有气血这个成分，就不能摸到脉象。所以说，气血是最重要的两个环节，但是没有这个脉管也不行，如果没有这个动脉，心脏一射血，血就散出去了，就没有什么动脉脉象在那跳动了，所以说动脉在这个脉管的跳动，是构成脉象的重要元素。

另外一点，这个脉管里边一定要有空隙，这样气血才能在里边流动，并且有脉管约束着气血，脉者壅遏营气令无所避，我们中医讲脉是壅遏营气的，把它约束住，不要让它到处乱跑，这就是脉的作用，如果脉太细了，也会影响气血的运行。然后这个脉还要跳动，它在哪里跳动呢？底下是筋骨，上边是结缔组织和皮肤，所以基本上就是脉管，脉管里面有空间，空间里边有气血。

这个脉的搏动，下边是筋骨，上边是结缔组织和皮肤，结缔组织相对顺应性比较好，也就是脉管的外周环境还有一个搏动的空间，脉管里面有空间充盈气血，外面还有结缔组织顺应它，跟它一起去搏动，如果外边的结缔组织太紧了，就会影响脉的搏动，所以说这些因素就构成了脉象，无论脉象怎样变化，都是这四个角度，即脉管、脉跳动的周围空间、脉中之气、脉中之血，仔细想想永远蹦不出这四个因素。

所以说目前研究脉法的有很多著作，就是通过脉象的要素构成对它进行探讨，脉象的构成，在《脉学心悟》里边归了七类，《中国脉诊研究》归成八类，在李景唐《中医脉象客观描述和检测的可能性及中医脉象图谱的设计》归为九类，还有归成十三类的，还有归成很多类的。而我们认为构成脉象的基本的要素有脉管自身状态、脉的活动空间、脉中之气、脉中之血。我们对它的认识是可以取得共识的，这个共识基础就是气一元论、阴阳、五行学说，把我们中医的这种哲学理念渗透到这种要素分析中来，然后进行辨阴阳，才会真正地实现以不变应万变。

所以为了能够和《黄帝内经》辨阴阳、升降出入这些东西相适应，我们对整个脉象分了七种要素。这不是随随便便分的，我是根据中医的基本原理气一元论、阴阳五行、升降出入，并且要跟辨证整体观念、辨证论治相适应，因此分成了七种。因为如何分要素和我们终极目的是有关系的，所以无论脉象怎么变，也跳不出这七个要素，把脉的时候就从这七个角度，把这七个要素在一起整合，所以无论脉象怎么变化都在我的手心里面。

所以说这个脉象不复杂，也就是一人一个脉。世界上没有完全相同的两片树叶，世界上也没有相同的两个人的脉一样的，虽然是不一样的，然而我们有两个解决的方法。第一，从变化的背后找到一个不变的规律也就是平人脉象。第二，把它化整为零，所以无论脉象怎样千变万化，无非就是这七个要素，而且每种要素要辨阴阳，辨完阴阳后和升降出入相结合。那我们把中医整个的东西就全部摸出来了，所以这就是我们脉象剖析法阴阳的重要性。

古人辨别脉象要素是从四个角度区分的，讲位、数、形、势。但是我觉得这四个角度太笼统，和我们现在的研究有差距，如果把七个要素整合进来那就更加细致准确，即脉位、脉形、脉气、脉血、脉幅、脉率、脉律，我们把握这七个要素的时候，它怎么变也逃不出这个东西外去，无论变成什么，我都能看出它藏哪了，无非就这几个构成。所以说这个选择非常重要，觉得这次自己挺自豪的，终于有了点自己的创造，就是把这几种要素直接和升降出入相融合。

脉象要素要分阴阳，若只讲要素不辨阴阳，那就失去了中医脉诊的意义，这是岐轩医学自始至终贯穿的灵魂，关于这个灵魂是打开中医大门的钥匙，将来在十二张脉图上，包括太极、阴阳、先天八卦、后天八卦、河图、洛书等整个传统文化的整合，也就是一个脉法就把我们整个的文化全融进来。那时候你再把脉呀，就会觉得一个宇宙在你手底下，这些对宇宙自然的认识，就是对我们脉的认识。所以说哪怕给我们这么小的一个舞台，我们都能玩儿出新意来，这个舞台就是脉。

第一辨　脉位阴阳

一般人们认为脉位就是浮沉，其实这不够全面，我们要诊察的脉的活动范围不仅于此。"器者生化之宇也"，"器散则生化之机息"，第一步辨脉位阴阳就是要对我们要诊察的"器"进行定位，这一步至关重要，在《四言举要》中明确提出"上下左右，与浮中沉，七诊推寻"，就指明了这一点。当然与脉位相对应的主要脉象就是"浮沉"，浮沉主要体现的是气机的出入运动。浮沉在这里主要是指脉位，不指脉势，在《岐轩易医脉法》中"脉应浮沉周天图解"中会详细介绍。

首先，第一个要素中脉位是指左右、上下、浮沉。所以要确定这个脉，首先要知道这个脉在哪里，打个比方，你要知道这个人在哪里，在中国河北省某个县某个村啊，说的就是位置。所以摸脉的时候，也要知道你摸的是左手还是右手，摸的是寸脉还是尺脉？它是处在浅的、还是深的位置？这就是脉位呀。所以我们切脉，脑袋里要有脉位这个信息，这个信息就是前面提到过的四度空间定位，而这个空间和这个脉位是一致的，也就是左右、上下、前后、内外。所以说脉位和人体的四度空间定位是相应的，这必然是第一步。

脉象的描述离不开脉位。在《濒湖脉学》前面的四言举要里面有那么一句"上下左右与浮中沉，七诊推寻"，而这句话出自《黄帝内经》。其中提到"知左不知右，知右不知左，知上不知下，知浮不知沉"，这叫七诊不具，治必不久已。这就是脉位之阴阳。就是你对它进行的四度空间定位，人脉相应，这是非常重要的。这是构成脉象要素的第一关，也就是说要描述一个人，要先给他进行定位，不定位肯定描述不好。

辨脉位之阴阳，脉位是对诊查对象进行四度空间的定位。《黄帝内经》中云"器者生化之宇也，器散则生化之机息"，《四言举要》中云"上下左右，与浮中沉，七诊推寻"，说的都是"器"，而气血升降出入运动，阴阳交合都离不开"器"。如果说这个人的形都没了，就谈不上升降出入，器是对脉位空间的定位。

器的阴阳定位。辨器之阴阳，然后就是"上下左右，与浮中沉，七诊推寻"，古人已经强了调这个问题。

第二辨　脉形体阴阳

脉之形体是脉管本身的形态。就是脉管在搏动和跳动的过程中，它有自己的形体，所以说脉管本身的形态作为一个要素去给它辨阴阳。

长短，在岐轩脉法中主要诊察人体气机的升降，所对应的主要是长脉和短脉。长短的互比是人体形气的互比，是望诊和脉诊的一个重要融合点，这在《岐轩易医脉法》中会明确讲到。

对形体的观察分成了几个角度，长短是对形体的一种描述，说这人个子高，这个人个子矮，因此长短的互比是人体形气的互比，主要诊查的是人体气机的升降。

大小（粗细），在岐轩脉法中，它们一起表达人体气机出入（聚散）运动。脉体大是因为气的出的运动太过，脉体细小是因为气机收敛太过之故，关于脉之长短粗细我们在《岐轩易医脉法》中"脉应六经运行图解"会详细讲到。

大小就是粗细，这人长得胖还是瘦，大小粗细就相当于胖瘦一样，所以说对形体要这样观察，学中医很简单，学我们脉法更简单，就是看你长的高矮胖瘦，辨别阴阳。

起伏，起伏是指脉在寸关尺三部的浮中沉这个范围内的走行，如山脉之起伏，它表达气机在人体内升降出入的整体态势，这一点对把握人体整体状态在岐轩脉法里至关重要。这也是初学者迅速学会诊脉的诀窍所在，一个起伏的信息融合了大小长短缓急来去等很多因素，一象融万象，这是经过十几年的临床验证得出来的，是准确无误的诀窍。学会把脉之起伏则是学习岐轩脉法的一个诀窍。

把大小、长短、缓急这些信息综合在一起，就有了曲线，就像这个人的这个地方粗了点儿，这个地方细了点儿，这个地方长了点儿，这个地方短了点儿，这样曲线就出来啦。脉跟人体一样，也就有了曲线了，这个曲线就叫起伏，起就是阳，伏就是阴，它表达气机在人体内升降出入的整体态势，脉形辨阴阳就和气机的升降出入联系起来了，和阴阳也联系起来了。

缓急（脉体紧张度），脉者，壅遏营气令无所避，脉体的紧张度是对人体气机升降出入的重要调节，一般来说脉象急为有寒，缓为有热，这符合热胀冷缩的规律。在脉象上主要辨别弦脉、紧脉和缓脉。其具体方法是：若只是脉体张力增强，按之如弓弦状，为弦脉。若脉体"紧张"或"拘急"，按之"左右弹人手"或如"切绳状"，为紧脉。若脉体"舒缓"或"缓纵"，按之有脉体"张力"或"弹性"低下的指感特征，为缓脉。

缓急，就像这人长得结不结实，还是长得松松垮垮，还是浑身上下一团精气神儿，脉管也是这样。脉体有张力，这种张力的大小给我们提供了很多重要的信息，最简单的信息是，夏天的时候，脉管的张力会减小，会变得舒缓，冬天的时候脉管是紧的，是缩着的，热胀冷缩。这就是对脉形的观察，就像体会棉花或是铁棍子，我们可以从中找出重要的信息。

第三辨　脉中"气"之阴阳

脉搏波动的有力无力全赖于气的盛衰，脉搏有力为阳，无力为阴。这对辨别气的虚实很关键，有力为气足，无力即为气不足。

心脏搏动时，把气和血融合到一起去运动的时候，这个力度的大小，叫脉中之气。就是脉搏搏动的有力无力，这种有力无力全赖于气的盛衰，脉搏有力为阳，无力为阴，这对辨别气的虚实很关键，有力为气足，无力即为气不足。气的阴阳会在后边脉图的描述中，做一个细致的剖析。

用图把有力无力画出来，是很需要功夫的，形盛气则盛，这就是第一点。第二点就是紧张度，拳头攥得紧，紧就是有力量。第三点是速度，拳头慢慢打没有力量，所以说速度也体现了力量。所以真正表达脉中之气的时候，体察脉的有力无力，要从这三个角度来剖析，把力量表达出来。有人说，我摸着他的脉有力，你说什么是有力，我摸着他的脉无力，你说什么叫无力，有力无力的标准是什么？你是从哪几个角度分析的。所以说你要从以上三个角度分析，形怎么样，气聚的怎么样速度怎么样，这样对气的盛衰把握就会非常的准确。

第四辨　脉中"血"之阴阳

脉为血府，血液（水分）充足脉体才会充实，血液（水分）欠缺，脉体可显空虚之象，或细或涩。

切脉主要是对人体气血的把握，气血有体用的区别，升降出入交合聚散是对气血之用的把握，有用必有体，脉中之气、脉中之血言其体也，气血之体用会在《岐轩易医脉法》中讲授。

脉中之血，血里面水的成分最多，血液水分充足了，脉体才会充实，血液水分欠缺了，脉体才会显得空虚，或细或涩。

《黄帝内经》上说过，"脉濡而滑是有胃气也"，《黄帝内经》上还说，"滑为阴气有余，涩为阳气有余"。

第五辨　脉幅（来去）阴阳

脉之来去的幅度由两方面决定，脉体的紧张度，再就是"气"的鼓动力度，主要观察气机出入状态，如来盛去衰，幅度太大，表明气的出入运动太过，幅度小则表明气机出入不畅。对脉之来去的准确把握，在《岐轩易医脉法》的"辨阴阳十二图解"之"来去周天图解"中会详细讲授。

脉之来去是通过脉幅来体现脉气的出入的，我们把脉幅作为一个要素和升降出入整合到一起。脉之来去的幅度由两个方面决定，脉体的紧张度和气的鼓动力度，主要观察气的出入运动，如果脉管的紧张度太高，来的就不流畅。如果脉管收得紧，鼓动的力量太大，蹦一下子就给它顶出去了，那么是脉气的鼓动力和脉管的约束力在消长变化，这个东西在我们将来学习岐轩医学的真阴真阳理论时，就显得非常重要了，我们分析来去构成的这几种力是相当重要的，分析不清楚，也就摸不出来。所以说来盛去衰幅度太大，表明气的出的运动太过了，幅度太小说明气机不流畅，脉幅来去代表气机出入的阴阳状态，这个非常重要。

第六辨 脉率（快慢）阴阳

脉率有徐疾之别。疾者，儿童为吉。病脉之疾，可因邪迫，气血奔涌而脉疾；亦可因正气虚衰，气血惶张，奋力鼓搏以自救，致脉亦疾。脉徐者，可因气血为邪气所缚，不得畅达而行徐；亦可因气血虚衰，无力畅达而行徐。

脉率是快慢，就是跳地快与慢。快与慢更重要的体现了阳气的盛衰状态。快了是火，慢了就是水，快了是阳，慢了是阴。物壮则老，有时候太快了反而是虚了，就不是火了，愈虚愈快，看特别虚弱的患者，只要一动，心脏就快速的跳地。所以说脉率也辨阴阳，用快慢辨阴阳。

第七辨 脉律

脉搏跳动的规律性就是指在一定时间段内，一般脉五十动的时间为准，脉搏是否发生变化。在临床上常会有这种情况，初持脉时的脉象过一会就发生了变化，过一会又变回来，或变革成其他的脉象，不一定是脉搏的中止才叫脉律发生了变化。把握脉律的变化在诊脉时是非常重要的，但自古以来很多医家对此都有一定争议。

脉律，这个"律"是规律的意思。所以说这个脉律很重要，脉律规律与否直接涉及人的中气、卫气的问题。脾居于中焦斡旋，每年的四季最后都有土来主管，有土来主管的时候它是否规律？我这一动和下一动能不能顺序的连接上，谁来管？

有很多人脉结代、心脏有间歇，其实这面有好多人是中气不足。有个专门治结代的经典方子，叫炙甘草汤。炙甘草汤参桂姜，麦地胶枣麻仁襄，心动悸兮脉结代，虚劳肺痿皆可尝，炙甘草汤用到了好多补中气的药物，我们要从阴阳五行的角度去阐释它。

脉的跳动以五十动的时间为准，为什么要候五十动？所谓天地之大数，五十是很重要的一个数。过去用《易经》算卦，弄五十根，五十根为天地之数，拿出一根来，然后四十个九个再分的时候就有奇数有偶数，就变阴阳了，阴阳就出来了，它就转阴阳了。如果是五十根，一分它一样了，分不出阴阳来，但是天地之大数以五十作为圆满数，所以说过去的阴阳，它要求五十动，候五十动可能和这个有关系，五十动就满天地之数了。更重要的是，我觉得这个五十动从另外一个角度讲，是按五行来说的。每跳动十次，就是一个阴阳消长的过程。另外我们正常人一呼一吸，脉至四五动，一呼一吸象征着阴阳消长，一呼一吸就是阴阳消长的一个过程。而四五动，象征着四季和五季。

基本上正常人在一呼一吸之间，就是四五动，我们可以算一遍，一分钟我们在呼吸正常的情况下，正常的呼吸就是16～20次。我们现在的心率一分钟60～100次，如果一分钟跳100次的话，我们除以20最后是五次，如果是60次的话，除以16是4次多一点，反正这个数怎么算都是四五次之间。也就是我们算一呼一吸之间，也就是正常的情况，就是四五次还像这种自然的气机，怎么也得候十个呼吸，五脏五行，我觉得还是要候到五十动，不是随随便便说的。

张仲景说，"动数发息便出汤药"，太快了，一摸脉，还没数两下马上方子就开出来了，但是真正要开方子的时候是不允许的。开方子的时候你怎么也得摸个两三分钟，两三分钟都摸不到那肯定不行。这就是说对脉的分析，说脉象周期法阴阳，目前大家心里面还有没有脉？还有没有脉象？没有。这就学会了，还有脉象吗？没有，你能用一个脉象把整个脉的搏动描述出来吗？整个的左右上下，它都有自己的特异性、独特性，得有一个整体的观念，只能说个地方有一个独特点比较突出，用一个脉象来代替整个脉不行。

所以说就像张无忌练太极拳一样，练了 108 招，张三丰说还记得招式没有，没有，好去揍他去吧，就把玄冥二老给打了。

在诊脉过程中，我们基本上是按着这种方法去分析患者气机的运动变化的，当然在临床过程中可以这么说脉是千变万化，但总不出这七个方面的分析。对于古人留下的宝贵经验，加以分析，继承和利用，临证必然处处贯通矣。

以上论述可以说很清楚了，但无论怎样阐释如果不能落实到手上，落实到临床上都只能是纸上谈兵。只要会摸出"脉之起伏"就能捕捉将近百分之七十的脉诊信息，加以正确分析，四诊合参，就已经大大地提高临床水平很多倍。这就是我们脉诊速成的关键所在。

第二节　脉象剖析中的病因分析

手法已经基本把要领心法讲完了，余下的就是分析，有关分析的问题，经常有人问我，分析出升降出入了，能知道它是"风寒暑湿燥火"吗？其实分析出升降出入了，辨完阴阳，治病的时候还要分析病因、病机，怎么把它给琢磨出来呢？我们先反过来讲这个病因病机，重新认识这个问题。比如，在大家觉得，学中医，"风寒暑湿燥火"，有人说，我们看病的时候，或者别人给我们看病时，你这有风邪侵入，你这有寒邪侵入，你这有火邪侵入。我在过去的时候就曾经思考过这个问题。中医说这个风邪，比如说正在刮风呢，咱们同在一间屋子里面，一阵风，我没事，他有事了，我就想这风，真的钻到身体里面去了到处跑吗？就说他受风了，有风邪入侵。

过去我们在学习中医病因时，会有意无意的把它想象成西医的那种微生物入侵。它就是一个具体物质，然后侵入了身体，导致生病，很多人心里边都有意无意地这样理解了。我们经常也会有意无意地说，受了寒了，我们都会下意识的，或者患者也会想，寒气跑到我身体里面了，邪气跑到我身体里面了。这邪气太重了，这邪气入侵了。我们都会想象成有一种黑气，各种类型的毒气钻到人身体里，让人得病。我们看不见它，但我们能看见的是哪些，就是气血。但后来在运用脉法解决问题的时候，我觉得应该纠正这个想法。我第一次学"风寒暑湿燥火"侵入人体的时候，就琢磨不清这个问题。我就想风邪侵入人体到底是一种什么样的感觉。宿舍共有五楼，我住四楼，夏天的时候，我就爬到五楼顶上去，弄个大垫子铺在那，看哪天风大，我就坐在那吹，冬天不敢啊。愈到半夜的时候风愈大，到后半夜就觉得自己不行了，快坚持不住了。我就感受这风邪是怎么进来的。其实，当时吹完了以后，我也没想明白，但当时吹完的那种感觉，记忆特别深刻。那是什么感觉，觉得肉皮发酥，身上发软，软绵绵的没有力量。身上是收不住的那种感觉，觉得肉皮没有弹性了。

当时那种感觉记忆犹新，后来在对中医基础气一元论不断地认识之后，我慢慢回想，我突然明白了一个道理。比如"风寒暑湿燥火"这六种，我们的自然正气也好，邪气也好，但只要让你得病，它才叫邪气。它是怎么在起作用呢？是环境、气候，影响了人体气机运行的正常状态。我们说，中医上说风的性质是什么？善行数变，其为阳邪，善于开泄，开泄腠理。风，有点水一吹就干了，有点东西就给吹跑了，有点东西能给吹散了。它的作用是什么呢？散，散的作用很厉害。所以，风善行数变，它侵袭我们身体时候，不是它钻到了我们身体里边，是我们人体气机的运行，呈现一种飘忽不收的状态，像风一样飘忽不收。如果我们真要理解为是有一股邪气钻到我们身体里边来，将来在治病的时候也好，在思考一些疑难病的时候也好，就会遇到困难，遇到瓶颈。

寒是什么？寒为阴邪，其性凝滞。那么当我们感受到了寒邪之后，不是一种特殊的毒气，钻到我们身体里了，就得病了。大家想一想，如果机体阳气不足，就是说我们在特别寒冷的地方，气机不会收敛？收敛到我们的气血运行不畅的时候，会不会得病呢？会得病。那么是这个寒邪进来了，还是因为寒邪会影响我们的气机，使其处在凝敛状态？气机处在凝敛状态，不就是寒气的性质。

所以说，寒气也好，风气也好，如果不讲气一元论，直接讲邪气，好像有点儿难于理解。总而言之，气聚则成形，形散则为气，千变万化无非是一气之流行。所以这个气，在气一元论的基础之上，我们要理解五行，五行是什么？不能把五行简单的理解成构成宇宙的五种基本元素，五种基本能量。我们应该想想中医讲五行，是怎么讲的。《尚书·洪范》说木曰曲直。

五行，行是什么？顾名思义，行是运动，五行就是五种运动状态。谁的运动状态？就是一元之气的五种运动状态而已，这一元之气处于一种升发的状态，我们把它叫什么？叫木；处于一种炎上、蓬勃的状态，我们说它是什么？是火；处于一种收敛的状态，我们说它是什么？是金；处于一种收藏的状态是什么？是水。

　　我们所在的世界、自然，春天的时候是不是还是这个自然，只不过是地球旋转的角度的变化。夏天是不是还是这个自然，只不过是地球运行的角度又发生了变化，太阳还是太阳，地球还是地球。只不过角度发生了变化，我们的感受发生了变化。那么，冬天的时候变了没有？我们从整体看这个自然，这个自然是不是已经不是这个自然了？不是。它发生质的变化了吗？没有，它只不过是处于五种不同的状态而已。春天的时候，处于这种状态，我们把它叫做木；夏天处在这种状态，我们叫火；秋天处于这种状态，我们叫金；冬天处于这种状态，我们叫水。所以说，我们不能简单地把五行理解成构成宇宙万物的五种基本元素。如果我们能够理解五行的话，就可以理解"风寒暑湿燥火"也是一元之气的六种状态。无非就是风大的时候，它影响了气机正常的运行状态，使气机飘忽不定，没有根基，处于一种散而不收的状态，就叫受风了。当我们受了寒，说明了什么呢？这种外界的状态让我们的气机处于一种凝滞状态，气脉不通，就叫受寒了。那么，当我们在把脉的时候，突然发现脉体紧张度高了，我们说气机收敛，气机不得出。我们就要知道，它是一种什么样的状态。如果脉气不能透发，脉体很柔软，脉气很浊，我们说可能是湿邪阻滞。

　　无论是"风寒暑湿燥火"，无论怎样变化，都会体现在一元之气的运行里。所以说，我们在摸出气机升降出入的时候，其实我们对于"风寒暑湿燥火"，所感受的邪气的性质就已经看出来了。这也就是说病人的脉象一看气机过于往上升，是什么状态呢？木的状态。脉长来势有劲儿，这是不是木气过剩呢？就像春天一样，木气过剩，我们说肝木为病。假如这人气机处于升发很过，很蓬勃之势，我们说他上火。这个人一看他气机收敛，气喘不上来，憋得慌，这个时候我们说他收敛的过不过啊？过。谁主收敛？金主收敛。郁，五行中状态是什么？郁是金。所以一摸脉很沉，不就是水。当理解了这个以后，再看古代医家的医书描述，如何断它在五脏六腑是怎么回事，就会一目了然。

古代的时候说心脏，是从一元之气的角度说的，包括三个方面，形、气、神。可是我们的思维注定让我们一提到心脏，就有一种主观的认识，就会认为那个形，有形的东西。思维一动就落到偏的地方去了，最后思考问题都会出现问题。所以说，要学会如何对待临床中的"风寒暑湿燥火"。从气一元论的角度来说，人体里面没有哪个东西是不好的，只要进入我们正常的运化轨道，就是正；进入非正常运化的轨道，就是邪。那么，对于它本身来说是好是坏？你没有办法说。同样的东西，只不过我用这个东西盖了个楼，用这个东西盖了个厕所。所以说，我们要从气一元论的角度，来学习中医基础理论，气一元论至关重要。它将会影响你以后对中医很多很多东西的理解。如果不能够很深刻地理解气一元论，我在讲这个的时候，你就会很困难，理解这"风寒暑湿燥火"，这是天地之间弥漫着的六种邪气。然后一不小心，正气一弱，邪气就钻到你身体里，得病了。已经习惯这种想法的时候，就觉得不好理解。但是，根本的理解，还是应该站在气一元论的高度上去参悟这个东西，什么是"风寒暑湿燥火"。如果明白了这个道理，当我们在切脉的时候，分析人体气机升降出入的时候，我们才能分清它到底它是风邪，是寒邪，是暑邪，还是火邪。那无非就是气机的不同的运动状态。

我们在脉上如何辨别"风寒暑湿燥火"，就要理解气机的正常运行状态。当我们的气机出来以后，它会自然的斡旋回来，又收回来，收到聚，聚到一定程度以后，就自然地像宇宙的爆炸一样，又开始升发，发出去之后，又自然地开始斡旋。人体的气机是在这种正常的斡旋中聚散，我们的生命就是这样存在的。也就是，我们从脉象上一看，他的气机处于一种浮散不收的状态，我们说这时候有风邪。但虽然是浮，却很汹涌澎湃，就是火势。我们根据这种气的运行的状态去理解它，那就是把我们的脉法和病因紧密的相结合。这个时候我们就觉得从气一元论，到阴阳，到五行，到病因"风寒暑湿燥火"，一气达成，一线贯通。所以，这个就是我们整个岐轩脉法在病因分析时必须过的思维关。就记住几个字就行了，"木曰曲直，火曰炎上，金曰从革，水曰润下"。所以说，这种气机的升降本身就是这种象。我们只需要深刻地理解气一元论、阴阳五行，我们的脉诊就过关了。

这个时候，就要反过来深入地学习气一元论。气一元论的学习成为我们中医基础理论学习中一个至关重要的环节，不能够对它深入地学习，深入地思考，就不能解决后面的问题。岐轩医学讲，五脏即是一脏。如何一脏之中划分五脏，五脏看成一脏。这个时候，要是没有气一元论作为基础，是不可能理解的。

气一元论，其实是中医的理论基础。非常重要，直接涉及从气机的运行状态判断它是什么邪气。必须要把这个学透了以后，才能够做到这一点。我们从气一元论的角度讲，宇宙万物无不是一元之气所化生的，一元之气，它存在于宇宙万物之间，又是宇宙万物的本原。它在推动着宇宙万物的生长化收藏，但是宇宙万物又是它变化出来的。气，我们习惯思维认为它是有形的东西，不习惯于说虚无缥缈的东西，即使承认的话，承认一个电磁波，承认个射线，其他的还是不能承认。所以说，我们应该打破我们目前的这种认识。

气有没有形，气容易变化。也就是说，中医是气文化，几千年的气文化，它在向我们昭示一个什么问题，《易经》说："易者，变也。"变易之道。这个气就昭示了一种变化，也就是说有了气才能有千变万化，没有气化什么都谈不上。所以说，中国传统文化，从《易经》的角度来讲，易，就是变易，也就是宇宙间万事万物总在不停地变化，没有一个永恒的东西存在。换一个佛的说法，叫无常。世间一切皆无常。它说的就是变化，没有永恒的东西存在，一切都在不停地变化之中，不断地消亡，不断地产生，只不过昙花一现，过眼云烟。所以说，我们气文化本身就向人们昭示着变化的一种规律。我们一说到气，就会给人这种感觉，还会给人一种虚无的感觉。虚无的感觉，就是空、虚、虚无、虚空。

此外一定要理解认识到如何判断邪气。从我们辨完阴阳以后，邪气的性质就已经出来了。反过来就是说，《易经》上讲，无极生太极，太极生两仪，两仪生四象，四象生八卦，八卦生万物，还不是从阴阳一步一步化生过来的。当辨完阴阳以后，这些东西都在里边。一定要知道"风寒暑湿燥火"，千万不要把它理解成有一股邪气钻入人体，这种理解就像微生物学说一样，得病是因为微生物侵入我们的身体。但现在有很多病你检查不出来。甚至说包括大肠杆菌太多的时候就腹泻，但大肠杆菌也是我们体内原来就有的，只不过它多了点。所以说，大家应该换一种思维去思考。

这个思维关必须要过，不过这个思维关，中医往后边迈，这一步就跨不过去。只能停留在桂枝汤治太阳中风，有汗、发热等这种情况，这时就用桂枝汤。发热、无汗用麻黄汤。这是太阳中风，这是太阳中寒，只能做这种层次上的简单对比。往来寒热，小柴胡汤；心烦喜呕……狂背一顿，对对症状，然后跟方子一对，这个逍遥散对什么类型，什么症状。只能做这个层次，没有自己的分析，没有从本源深处，从气一元论到阴阳，到脏腑，到经络整个一套的分析。其本质就是气，就是气化的整个状态。

从脉象看病因，从病因分析脉象的变化，从气机的升降出入去看待这些问题，揉到一起讲了，有机会要实战。本节讲的举按，举按的调神怎么调，轻轻的举按，慢慢地举按。要试试能不能快速的举按，动作快一点，分层次的按，按下去试试。然后把这个手法糅合到一起练，练完了以后要画脉图。

第三节　脉象剖析的图示记录法

姓名		年龄		性别		职业					
主诉				望闻问诊							

1.脉形之起伏（包括长短、缓急）

左脉	寸前	寸	关	尺	尺下	右脉	寸前	寸	关	尺	尺下
浅						浅					
中						中					
深						深					

注明：1. 用线标出脉形起伏、长短
　　　2. 用加粗线标示脉体紧张度高，用细线标示脉体紧张度低

2.脉体之粗细（清浊）

左脉	寸前		右脉	寸前	
	寸			寸	
	关			关	
	尺			尺	
	尺下			尺下	

注明：在同一根线条上，实线标示脉体边缘清晰，虚线标示脉体边缘模糊

3.脉之来去

左脉	寸前	寸	关	尺	尺下	右脉	寸前	寸	关	尺	尺下
浅						浅					
中						中					
深						深					

去势在此有阻力，阻力极大。反之为来势。来去振幅小
标示来势流畅，来势盛，来势盛极。反之为去势。标示振幅极小

4. 脉中之气

浮	脉来去慢	寸		左脉	寸		脉来去快	浮
中	脉体紧张度小	关			关	脉体紧张度高		中
沉	脉体小	尺		右脉	尺		脉体大	沉

5. 脉中之血

左脉	寸前	寸	关	尺	尺下		右脉	寸前	寸	关	尺	尺下	
浅							浅						
中							中						
深							深						

注明：〇标示空 ●标示实 ◎标示滑 ⊙标示浊

6. 脉率	脉率一呼一吸	至	次/分钟

7. 脉律			

注明：（1）均匀 （2）不调（①脉有间歇②脉无间歇，脉至力不匀③脉至大小不匀）

脉象分析			

图 5-1 脉象剖析图象记录表

下面我们对上面的图示记录进行讲解，我们在脉象剖析法阴阳中讲，我们按着中医辨证的习惯，把脉象要素分成七个方面。首先是脉位，在图中脉位的体现就是左右、寸关尺、浮中沉，如图所示。其分别对应人体的上下、左右、前后、内外。

左脉	寸前	寸	关	尺	尺下
浮					
中					
沉					

右脉	寸前	寸	关	尺	尺下
中					
沉					

图 5-2 脉位图

解决了脉位问题，然后那就是脉形。脉形主要包括长短、粗细、斜正、缓急、起伏。因为我们在岐轩脉法中讲过"起伏定乾坤"，起伏是指脉在寸关尺三部的浮中沉这个范围内的走行，如山脉之起伏，它表达气机在人体内升降出入的整体态势。一个起伏的信息融合了长短、大小、缓急、来去很多因素，一象融万象，所以，我们对脉形的长短、粗细、缓急、来去等皆统一在起伏曲线中进行统一表达。如下图：

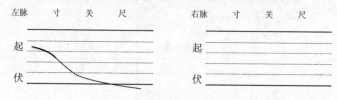

图 5 - 3　脉形

这个图可以明确的表达出脉的长短、缓急、起伏信息，关于粗细、清浊和斜正用下图来表达。

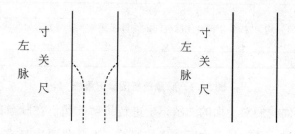

图 5 - 4　脉位

注：在同一根线条上，实线标示脉体边缘清晰，虚线标示脉体边缘模糊。用宽窄度表示脉体的粗细，用线的走势表示斜正。

当我们对脉之形体就已经有了全面的认识和把握，下面就是要对脉的来去有一个准确地把握。脉之来去的幅度由两方面决定，其一是脉体的紧张度，再就是气的鼓动力度，主要观察气机出入状态，如来盛去衰，幅度太大，表明气的出入运动太过，幅度小则表明气机出入不畅。对脉之来去的准确把握，在《辨阴阳十二图解》之"来去周天图解"中会详细讲授。对来去信息的把握我们一般要和浮沉周天一起观察才行，为了准确对来去信息进行记录我们做了如下规定。

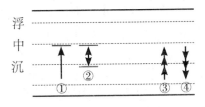

图 5-5　脉来去图

注：①标示来势至此处有阻力，标示至此处阻力很大。②标示脉来去振幅小，标示振幅极小。③标示来势流畅，标示来势盛，标示来势盛极。④标示去势流畅，标示去势盛，标示去势至此处有阻力。

把以上的问题解决了，也就对脉象的绝大部分信息把握在手下了，我们讲脉中之气和脉中之血的信息特征，其实也是前面诸象的综合，为中医辨证论治服务，我们特别将此两项单独列出，下面我们分析脉中之气。

脉搏波动的有力无力全赖于气的盛衰，脉搏有力为阳，无力为阴。这对辨别气的虚实很关键，有力为气足，无力即为气不足。

我们认为指感有力无力的要素由三点组成，脉形之盛衰、脉体之缓急、脉之来去，在诊脉中我们要找出能量的最高点和能量的最低点。在下面的图中进行标示。

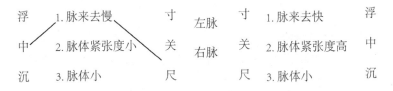

图 5-6　脉中之气图

注：请用线条连接相关的内容

同样，脉中之血也是个特殊的综合象来体现的，脉为血府，血液（水分）充足脉体才会充实，血液（水分）欠缺，脉体可显空虚之象，或细或涩。我们在脉图 5-7 中主要对脉体的充实度进行描述：

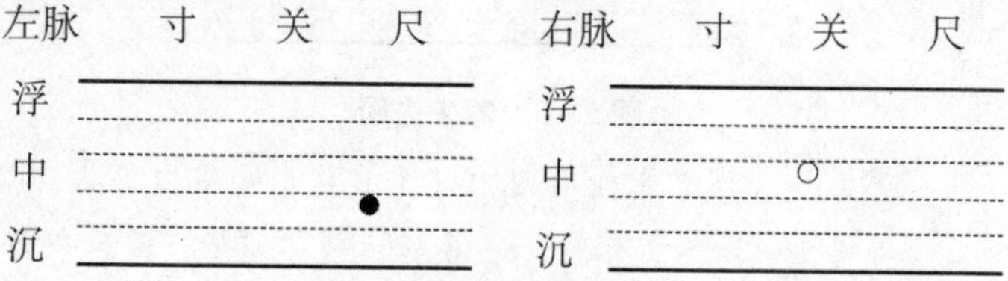

左脉　　寸　关　尺　　　右脉　　寸　关　尺

浮 ——————————————　　浮 ——————————————

中 ——————————————　　中 ——————◎——————

沉 ——————●——————　　沉 ——————————————

图 5-7　脉中之血图

注：○标示空，●标示实，◎标示滑，⊙标示浊。

最后，是脉率和脉律，脉率我们规定只需填出一呼一吸：_____ 至。_____ 次/分钟。至于脉律，我们规定脉律：_____ _____。

注：请选择(1)均匀；(2)不调（①脉搏有间歇、②脉搏无间歇，脉至力度不均匀、③脉至大小不均匀）。

这样只要我们按上面的要求填出，就等于我们写了一篇合格的说明文，而不是一篇抒情散文。这就为我们进一步分析奠定了坚实的基础。

大家都画过脉图没有，起伏是脉图里的一部分。这个脉图，即使你画错了，但因为是摸到了什么你就画出了什么，画错了也没有关系，就每天画。画脉图是在干什么？是在训练你的这种思维，通过每天按照七要素，把脉图画出来，那就等于把这七要素在你脑子里边，辨阴阳，阴阳互比，这个思维就像在脑子里边儿装了一个程序，下手就辨阴阳，阴阳互比，七要素都离不开阴阳互比，那么当你对它熟悉到已经不能再熟悉，就成熟了。什么叫绝招，所谓的绝招无非就是一个很普通的东西，一个很熟悉的东西，把它纯熟到一定程度。就好像开车在路上的时候，当前边出现个障碍物，要不要思考一下，踩刹车，你要不要考虑？出现拐弯儿的时候，你要往左打打几把，往右打打几把，用不用考虑？那根本就不用思考。也就是我们把脉，辨阴阳，阴阳互比的思想，要到什么程度？就要到不用思考，什么时候踩刹车，什么时候加油门儿，那都是很自然的东西。说它难不难，不难，就好像卖油翁一样，拿个铜钱儿放在壶上，往里倒。没多难，熟练到没法再熟练。每天要画一张，每天要练一练，当这种思维进入你的潜意识，那么你再切脉，一伸手，你可以不用画图了，因为它已经形成了一种习惯。如果一个驾驶员在开车的时候，看到故障，他再反应要刹车，反应到脑子里边儿，大脑再发出指令，那再去踩刹车，已经撞上了。把脉也是一样，每天做就可以了。

我们每个人手里面应该都有一张脉图，对我们来说，里面有几个图，是我们必须要掌握的，有几个可以作为了解。就好像学习脉诊，它里面有一个次第，不要着急，想一下都学会了，那是不可能的。

我们是根据什么确定的七要素？也就是说，七要素要我们辨阴阳，辨气机的升降出入，在这种临床辨证里，根据辨气机升降出入制订了七要素，七要素很重要。有了七要素以后，可以不用去学那个滑涩迟数，可以先不用去记那些脉象。用七要素能够描述天下所有的脉象。从古至今的脉象都是统一的，我们用七要素把脉象统一，那么我们总是在讲辨阴阳第一、阴阳互比第二，通过辨阴阳和阴阳互比而得知人体气机的升降出入，这些都是理论。那么要真正落实到手下，落实到实践当中，也就是说七要素是辨阴阳、阴阳互比、升降出入，是一个从理论到实践的过程。就是我们所有的这些理论，包括我们的手法、七要素，整个岐轩脉法的理论精髓，我们要统统融入到这张脉图里。也就是说，真正的辨阴阳、阴阳互比、升降出入在脉中，全部融入到脉图中。

以前我对大家讲过，有很多人应该都听过，无论画得对与错，每天画一个人的脉图，不要怕是对还是错。只要我们画，就会逐渐地建立这种思路，画图的路子渐渐变得思维化，经过反复的练习，每天一张，画一百天，坚持不懈地画一百天，一百天后那种思维肯定就印到脑袋里面了，这时候你的水平自然就高了。因为你无时无刻不在想着这个问题，辨阴阳、阴阳互比，每天你都用"辨阴阳第一、阴阳互比第二"这些理论。

脉象剖析的图示记录解析：

1.脉体之起伏　我们摸起伏用抚法，虽然图上标有浮中沉，也不表明脉形体的起伏，在中层沉层也有。

然后把起伏描述出来，摸到寸前伏下，就往下画，关部凸起，尺部持平。这一个起伏就出来了。虽然在中层没有摸到，但我的桡动脉会不会因为你没有摸到就没有了，不会，只是你没有摸到，说明用力过大改变了它的形状，你就感知不到它的形状，但是必须用力，你用力往下压，就是没有起伏，所以这个时候你可以把它归为沉，但是那不是你摸到的起伏。脉管的形状，指的是血管的形状，你用力按压的时候，在中层、在沉层会不会有脉体的形状，脉管的形状永远是圆的。

摸着紧张度高的地方怎样表示呢？我们会把它加粗，粗的地方表示紧张度高。也就是说，它是脉形体的起伏和缓急，急在这里用加粗表示。

2.粗细和轮廓的清浊度　在图5－1脉体之起伏中没法表示。这时候我们用一张竖图即图5－3粗细和轮廓的清浊度来表示，同样有左有右，这时候，脉竖了起来，大家能不能明白，把它竖了起来，也就是说图5-3对整个脉管做了一个纵切面，图5-1对脉管做了一个横切。同样有寸关尺，还有寸前、尺后。也就是说你看它的粗细，如果你摸到关部变粗，寸要伏下，肯定会变细，尺部持平，是不是这个形状呢？我摸着尺部轮廓不清晰，边缘不清，边缘不清我们用虚线表示。轮廓的清晰度，对脉体清浊的描述边缘不清，但也不是绝对的，不要所有的脉体边缘不清晰，都认为是不好的，这也不是绝对的，这个清浊有时也反映疾病的性质。大家记住一句话，那就是阴清阳浊。我们用药做治疗的时候都很关键，也就是说，边缘不清晰，不一定是湿热，也可能是一种火象，有点寒凉侵袭之后，脉体就会变得清晰。

3.脉之来去　同样我们把它简单的分成浮中沉三层，我们在画这张脉图的时候，寸前、寸、关、尺、尺下，每个部位都会有它的特点，在举按的过程中，也就是在脉来去的过程当中，都会有它们的特点，如果我们把每个部位的来去全部都画上，这时候连你自己都看不懂，这时我们就一定要学会辨阴阳、阴阳互比，反复地摸，反复的举按，摸了左边摸右边，摸了上边摸下边，比较，要去阴阳互比，说来势盛在寸前、寸、关、尺、尺下哪一个部位最盛、最明显，哪一个部位最大。在阴阳互比当中，不断地比较出来的，比出来最明显的地方，把它画上。你不要把每一个部位都画上，如果你找了半天都找不到最明显的，都差不多，那么他的问题大不大。就像《伤寒论》里面说，"脉病欲知愈未愈者，何以别之，寸口、关上、尺中三处大小浮沉迟数同等，此脉阴阳为和平，虽剧当愈。"所以说，有时候你把来把去找不到最明显的，即使它的症状多么严重，虽剧当愈。

我们再来看图5-5下面的注明如何解释，我们用一个向上的箭头表示来势流畅，两个箭头表示来势盛，三个箭头表示极盛。在哪个过程中遇到阻力，在哪一层遇到阻力，就在那一层的箭头上面画一杠。你在举的过程中遇到阻力，那么就在向上的箭头上面画一杠，你在按的过程当中，去的过程当中遇到阻力，那么就在向下的箭头上面画一杠，是不是这样。向下在去的过程当中来不及去，同样去势也会有去势盛、去势极盛这种情况。你感觉振幅很小，脉幅小的，我们就这样来表示，一个箭头向下、一个箭头向上，在这其中来回晃，振幅还会有极小，箭头就没了。这个来去，脉幅挺有难度的，它就在你举按的过程当中，举按的时候既要缓慢，还要不断地左右比较，摸摸左手，摸摸右手，举按来去，寸关尺都摸，左右都摸，找到最明显的。如果说最明显的在左侧，那是不是主要矛盾就在左侧，最明显的地方在右侧，主要矛盾就在右侧。你要治疗，要寻找突破点是不是这样。说这一个点你不把它解决，后面所有的问题都不好解决，这是整体中局部某一个点，这就是对整体气机的把握。

4. **脉中之气** 脉中之气是连线，有力为气足，无力为气不足。气的有力无力，从三个角度来看连线，同样也要找到最独特、最明显的地方连上，不是在寸关尺、浮中沉你都要把它连上，它肯定有个最独特的。三个角度是形体的盛衰、速度的快慢、紧张度的高低。形盛为有力，速度快为有力，紧张度高为有力。所以，我们要找最明显的，连起来就可以了。最大最小、最高最低、最快最慢。

5. **脉中之血** 脉中之血也比较有难度，我建议大家先把前

3 张图搞清楚。本来对脉中气血的把握至少需要半年或者一年以上，才能对它有整体的认识。因为这些东西都是反映人体气机的升降出入，对脉中的气血，它反映的是体，这个气很有用，是重中之重。有时候我们在瞧气机的升降出入就瞧得很好，效果很好，这时候就反映了诸多问题。气血不足，如果你分开给他调整这个升降出入，都不会有好的效果，要有补泻才行。

第六章　快速学习岐轩脉法的窍诀

第一节　察色按脉、先别阴阳案例

1. 王某，女，39 岁。于 2009 年 9 月 17 日下午就诊，根据岐轩医学之"望诊心法"观其气色，额头色白，颧部微微泛红，目下青，鼻梁褐斑，下颌有浅浅的青气。问之是否睡眠不好，患者称是，月经不调，腹痛，患者称近两个月才这样，以前很好。问平时是否头部紧束感，患者说主要是气上冲头胀。随后诊其脉左脉关部凹，尺下滑寸前伏下微紧，右脉寸部浮滑，关尺伏下，重取滑，轻取弦。又问患者背下是否常觉胀痛不适，患者称是，胃寒不敢吃凉食，患者称是。肝开窍于目，其目下一般认为以查肾为主，房劳过度，睡眠欠佳者目下恒多青色。

2. 解某，女，41 岁。于 2009 年 9 月 24 日由其夫陪同就诊，患者坐下刚要说腹胀即被其夫制止，我一笑说那先看看脉吧。根据岐轩脉法诊其脉，右脉寸关来势有力而盛，尺部弦敛欠冲和之势，左脉尺部伏下而弦，寸部亦伏下，向上欠流通，脉体有空虚之感。观其面色偏白暗无光泽，身形长，面微窄下庭微敛，遂问之，除腹胀之外还有没有腰痛腿痛，患者表示确实腰痛厉害，小腿肚胀痛不适。又问她后背有无僵痛，梦多，患者承认后背有巴掌大一块经常紧痛不适，梦多眠差，又问患者是否经常上火，容易咽痛、牙痛、口鼻干，患者说确实如此，并请求疏方治疗。

3.杨某，自觉身冷，乏气，头目沉，诊其脉右脉不起，根据岐轩医学之"岐轩养生术"之"吐纳心法要诀"告之用岐轩吐纳心法之六字心法，呼呵字，五六息。做完诊其脉右脉已起，自觉身暖头目已清。

第二节　推拿练诊脉　指日可成
——推拿玄机脉中求

通过门诊开中药处方，来验证提高脉诊水平是个很漫长的过程，首先一部分患者拒绝吃草药；再有一小部分患者吃了效果不好改就诊他处；还有一小部分患者效果很好，痊愈后不复诊，也许很长时间后碰到会提一提，这样对他们的诊断信息不能得到及时反馈；只剩下一小部分患者服药后有效果，病情未愈，又来复诊，你所得到的经验只有这些，也许是诊断不很准确用药不很到位的病案信息反馈。而且这部分患者就诊前后脉象的变化，前后对比似乎在细微之处很难把握。通过这样简单的经验积累，而没有正确的理法指导，那就会得到一种很可怕的结果——似是而非。

《灵枢·终始》中说："所谓气至而有效者，泻则益虚，虚者脉大如其故而不坚也，坚如其故者适虽言快，病未去也。补则益实，实者脉大如其故而益坚也，夫如其故而不坚者，适虽言快，病未去也。故补则实，泻则虚，痛虽不随针减，病必衰去。"也就是说，如果做完针灸或推拿，患者脉象没有向阴平阳秘的方向发展，只能证明得出的脉诊结果不准确或治疗方案有误。所以，岐轩医学之脉法据此总结出了临床实践脉法的捷径，那就是通过针灸推拿来治疗疾病，这样就可以在治疗前后的极短时间内获得脉象变化信息，结合脉理分析，并随时纠正脉诊诊断思路，改变治疗方案以获取最佳治疗效果。只要你不怕辛苦，一般不会有人拒绝为他做做按摩。在完善岐轩脉法的过程中，整理出了可以让脉象随心所欲变化的"遁甲流注针法"和"岐轩导引推拿法"。

用针灸推拿改变人体气血的运行、脉象变化是立竿见影的，下面，我们通过现场验证，就会马上知道该如何做推拿，如何做针灸，如何迅速提高脉诊了。

下面我们通过几个推拿的实验来体会一下。

1. 揉大椎实验，人脉相应的实验

目的：观察左右脉的变化。

实验结果：左以候背。

解析：我们通过揉大椎，看看左脉右脉有什么不一样，我们先记住，然后揉大椎，揉完大椎后再看看是左脉变化大，还是右脉变化大，如果左脉变化大说明什么问题？左以候背，是不是这样？绝对没错。这样的实验，在临床中，天天在做，所以说，我们并不是从口中说，而是用实验验证我们的结果。

2. 横搓腰部

目的：观察左右脉的变化。

试验结果：左以候背。

解析：上以候上，下以候下，寸尺的变化，一个揉大椎，一个揉腰部，左脉寸尺的变化是不是得到验证，如果得到验证，那么阴阳相对应也就得到了证实。

3. 鼓小腹实验

目的：观察左右脉的变化。

实验结果：右以候前，右以候里，左以候外。

解析：小腹的活动对应的是右尺，鼓一会儿，我们看看右尺是不是比别的地方活跃多了，我们就得到了相应的结果。所以中医是实践性很强的东西，不是说想怎么说就怎么说。

4. 顺推左侧肺经，顺推右侧肺经，推经络，看看人体的变化

目的：观察左右脉的变化。

实验结果：左以候左，右以候右。

实验总结：几个实验做下来之后，会更加的确信。这些实验还可以延伸，如今天就扎左侧的足三里，然后向下扎，看看脉象怎么变化；向上扎足三里，看看有什么变化。针灸手法的训练，针灸手法对人体气学的影响，做几个实验，整个的手段就学会了，实验可以去延伸，推广。所以，这些实验其实很重要，可帮我们认清规律，把握规律。

第七章　岐轩脉法窍诀之外的天地

岐轩脉法之全面总结

最后总结一下岐轩脉法，学习脉法的终极目的是为什么服务的？是为了诊断，为了开药，所以前几章先把脉法的用途，如何去实践做了重要的演示。倘若摸脉摸出了颈椎第三节增生，即使摸出来了，对指导用哪味药有意义吗？没有意义。从中医的最后临床用药，要的是什么？是辨证论治！所以，前边的脉诊是为了后面的治疗服务，如果不能为了后边的处方用药服务，也没意义。

曾经我见过很多人摸脉非常准，可是患者会说，这个大夫把脉把的太准了，就是用药不好使。这样的例子见了很多，说实话，他诊脉的目的不是为了辨证论治服务。有人问我，你这脉诊能把出什么病吗？我说，什么病？中医的病还是西医的病？中医的病我能把出来，西医的病名把不出来。时间久了，也能看出来一些，再怎么着，心律不齐还不知道吗？哈哈，一学就会！心律不齐究竟有什么意义？脉结代我们都能摸出来，可是脉结代是因为淤血引起的还是因元气不足而结代？冠心病和宗气不足有直接的关系，可气是从左边上来不斡旋了，还是从右边上来不斡旋了？一把脉就能分析出来。所以，我们告诉大家，岐轩脉法诊脉的目的是为了辨证论治服务，不是从这里边诊断出来一个现代医学的病名，当然你要是能把出来胆囊里有个结石，告诉患者去手术，也可以，可最终的治疗手段是什么？是现代西医的手段！我们岐轩脉法不是这个目的，是为了辨证论治，处方用药服务，这是我们岐轩脉法的意义。

大家一定要知道为什么叫岐轩脉法，有人说敢叫岐轩，有两种可能，要么是真东西，或者是江湖骗子，才敢起这样的名字！其实大家通过我们的资料，通过我们的书应该知道岐轩传播的是《黄帝内经》里脉法的精神，通过学习，大家知道了，岐轩脉法是真正传递着，向大家昭示着《黄帝内经》中的诊脉的思维，诊脉的方法。能把握升降出入，你已经从静态观察过渡到整体动态观察人的气血了，已经是一个升华了。就目前整个脉法推广里面，经过我们八年地推广，很多人都在玩升降出入，大家应该重视这个东西。岐轩脉法有别于其他脉法的一个非常非常重要的东西，就是升降出入，但是岐轩脉法不仅止于此。从一元论的角度讲，人体的气机运行规律是什么？升降出入、交合聚散，如果你仅仅掉到这个升降出入来，你又太狭隘了，然后你知道了升降出入，交合聚散，你还要知道什么？是谁在升降出入，这是"体"的问题。升降出入，交合聚散是"用"的问题，还有一个"体"的问题，这就是"体用"。七要素里面就把"体用"都融合进去了，所以说我们在观察人体的时候，既要从"体"上把握，也要从"用"上把握，这才是全面的，没有疏漏，所以说这就是我们岐轩脉法的精髓，根源，起源。

我举个例子，有个人一开始不学中医，学推拿，领悟了升降出入以后，就敢拍胸脯说老子天下第一。大家想你要能把清楚升降出入后，当第二也可以吧，但是说实话，学习东西不能没有自信，但是也不能太过于傲慢，这样就永远不会进步了。没有自信就没有动力，觉得我能学会吗？这也不可以。应该是你一定能行，一定学得最好，一定学得最棒。所以我就是说，虚怀很重要，自信也很重要，这是一个心态的问题。

岐轩脉法最重要的是什么，我们已经基本上了解了它的框架，它的知识的内涵，我们讲岐轩脉法最重要的是什么，它根于经典，里面好多东西，都是《黄帝内经》里面的话，是从《黄帝内经》、《伤寒论》里面，像抽丝一样从里面抽出来的，简单吗？不简单！但比二十八种脉象要简单得多啊！有人觉着不就是二十八种脉象吗？我一年学一个脉还不行吗？28 年后就成老中医了，你还甭说，28 年后你还真不见得成为一名好中医，因为什么？那里面有误区，你很难转出来，你要是能从二十八种脉象里面转出来，首先你要破象，从象的背后找到规律。

所以岐轩脉法真的很简单，条理分明，逻辑清楚，而且是全脑思维，既要有象思维，也要有逻辑思维。它的逻辑性强不强？很强，但还有取象比类的象思维存在。所以说只靠象思维感觉一下，就开始给人诊断看病了，这个东西不可靠。如果今天身体状态好，心里比较清静，比较准确，但是明天状态不好，可能就不准确。所以光靠象思维是不可靠的，真正的智慧不会这样，有的人说，我就靠逻辑思维。那也不行，缺少了象思维，就没有了灵感，没有了灵动的感觉，所以我们应该是全脑思维，倡导一个全脑思维，既要有逻辑性，还要有象思维的这个过程。

岐轩脉法是不是整个在贯穿这种东西呀？是在贯穿这种东

西。那象思维在哪儿？取象比类！虚静为保的时候，象思维就调动起来了。现在觉得二十八种脉象也算是传统脉法。我认为岐轩脉法是"传统之传统脉法"。我们这个更是简单易学，这个东西你感觉也挺不容易的，但是这条路是可以走下去的。只要你用心，就能看清这条路，能从这儿走下去，就能够走到彼岸。彼岸就在眼前，只需要你付出努力。那二十八种脉象的学习就难说了，一年搞清一个脉象，二十八年搞清二十八种脉象，你就成高手了。你从二十岁开始，那时候已经五十了，但是还有一点，就是每一种脉象，要不破这个象和执著，二十八年也转不出来。

大道至简至易，我觉得在岐轩脉法中就能体现出来，至难至深，也能在这里体现出来，大家说简单不简单？简单。深不深？很深。好东西一般就具有这样的双面性，学习它要深入还要浅出。浅出才能显示它的简易，深入才能显示它的博大精深，所以岐轩脉法力争要做到深入浅出，这就是岐轩脉法最主要的特点。我们要学习这个东西，首先要认清楚过去学习脉法时有哪些误区，岐轩脉法一开始就把气一元论贯彻始终，认为脉诊不是在诊五脏六腑之部位，乃是诊五脏六腑之气也。整个的脉诊自始至终未脱离气一元论的指导，而且始终在把握整体，在气一元论的基础上升华到整体观念，在气一元论的基础之上推导出阴阳、五行、藏象、经络。这是岐轩脉法从始至终贯穿的东西，也是整个的中医的灵魂、理论的基石。中医理论大厦的基石就是气一元论，理论的核心就是阴阳五行学说。基石和核心在岐轩脉法中得到了彻底的贯彻。

从诊脉到临床实践，大家想是不是这样？我们整个中医的灵魂在岐轩脉法中得到了最彻底的贯彻。不是说你摸摸这是什么脉象？这个时候仅是靠感觉摸出什么脉象，这个脉象是什么并不重要。整个过程没有真正地运用中医的智慧进行观察和思辨，这就不够完美。现在的脉法，既不强调气一元论，也不强调阴阳、升降出入，也不讲究体用。它不强调这些东西，反而更追求脉象。我们认为象是一种枝叶，阴阳、气一元论才是根本，从象上去把握，就会迷惑。我们经常说你这是着象了，什么意思？就是说这人被迷惑了。其实我们在学习二十八种脉象的过程中，很少有人不着象。着二十八种脉象里面去了。也就是说他没有看到象背后的本质规律。大家知道，象是千变万化的，宇宙万象，千姿百态。但这些都是在不停地变化，因为有了阴阳的消长，有了阴阳的更替，有了阴阳的相互制约，有了阴阳的交合，宇宙万象才会显得这么千姿百态。那么背后的规律是什么？阴阳。

　　人们忽略了本质，掉到象里面了。当掉到象里面的时候，就着象了，着象了就很难进步了。厉害了就会怎么样？就会走火入魔，这个走火入魔很常见。如果你哪天学中医学到说我包治百病，你就走火入魔了。我有一个祖传秘方，包治百病，那绝对是走火入魔了。我们经过这几天的学习，要做一个中医，首先是要从什么上入手？从道上入手，从理上入手。古人有一句话说"形而上者谓之道，形而下者谓之器"。道器是分不开的。可以从另外一种角度来说，佛法讲空色不二，《心经》上讲到："色不异空，空不异色，色即是空，空即是色。"我们观察到的宇宙间的万事万物都属于"显"，属于色，属于我们所认为的"有"。但是所有这些东西是不是都永恒存在的呢？不是永恒存在的，会不断地消亡，不断地变化，今天是这样，明天就是那样，任何一个东西都不是常有的，而是无常的。在这些显象的背后，无常的背后，有没有一个永恒的不变的法则存在？有没有？本质规律。所以说法轮常转，阴阳更替，就是在转。

现在科学就讲现象与本质的关系，本质能不能脱离现象而独立存在？绝对不可以。没有一个东西单独拿出来，说这就是本质，这就是规律。这个现象有没有脱离本质规律而独立存在？绝对不会有。当我们认清这个世界的时候，我们一定要知道阴阳是一个法则。是个东西吗？人们在认识阴阳过程中，容易把阴阳当一个东西去理解，这时候大家说他着象了吗？着象了。但是世间万事万物跟阴阳的关系，就像一个是现象，一个是规律。但是阴阳和现象，宇宙万事万象能不能割裂开来？绝对不能。所以这叫"色不异空，空不异色，色即是空，空即是色"。总之学习中医，先学会破象，不要着象，应该有个正确的认识和态度。

岐轩脉法所追求的诊断结果是什么？诊断出来的应该是证，辨证的证，而不是症状的症，我们脉诊诊断出来的是气机阴阳的这种证，不是症状，但是摸完脉之后，询问症状的时候，是进行脉症互参，对不对？并不是说你这脉诊怎么能诊断出症状来。脉象和症状是无法画等号的，不能这样去学习，最重要的还是要把握规律，这就是岐轩脉法所强调的，以及和其他脉法的区别。

大家知道了这些区别和特点之后，就知道如何下手了。所以我们上来就讲原理遵经，为什么要讲原理遵经？其实"原理遵经"里面的知识涉及《黄帝内经》、《易经》、《道德经》上圣人所说的话。我们知道，孔子讲阴阳，老子也讲阴阳，《易经》上也讲阴阳，这些都是我们应该知道的，都是我们圣人、祖先给我们整理出来的宝贵财产。《黄帝内经》上讲"阴阳者，天地之道，万物之纲纪，变化之父母，生杀之本始，神明之府也"；《易经》上讲"一阴一阳是为道也"；老子在书上讲，"知其阳，守其阴"，"知其雄，守其雌"，"知其黑，守其白"，"知其荣，守其辱"，这是在讲把握阴阳，老子也在讲把握阴阳。《素问·上古天真论》中讲"提挈天地，把握阴阳"的境界是"真人"的境界。要想把握阴阳，提挈天地，看你是钻进里面把握，还是跳出来把握。佛法很伟大，要想学好，就要有出离心，还要有慈悲心，要为人民服务。这样的境界了不得，只有这样的学习，我们的境界才能不断提升，我们的技术才能不断地升华，所以在"原理遵经"中不断反复强调这些东西。《黄帝内经》、《易经》这些经里面的原理是什么？是阴阳。《易经》认为"理"是一阴一阳之谓道也，《黄帝内经》上讲"阴阳者，天地之道"，《老子》上讲"知其阳，守其阴"，"知其雄，守其雌"，"知其黑，守其白"。

我们现在学习的东西传承的是祖先的智慧，正因为如此我绝对不敢写本书叫"某氏脉法"。我和精神病院特别有缘，因为我上大学时就差点住进精神病院，人们看我每天神神叨叨的，又《易经》，又气功的，一个小孩每天在整这些东西，觉得不正常。后来参加工作分配到精神病专科医院，一进来就管20个病人，每天和患者聊天、沟通，做思想工作。我曾经讲过一个故事，有一个患者，谈吐很有素质，一聊起天来不觉得是精神病人，我很愿意和他聊，每天查房时就聊聊天，终于有一天，查完房要走了，他把我叫住说再聊会，他说："我告诉你个秘密，其实宇宙是我创造的，我是天上下凡的一条金龙。"我一下子明白他为什么会住在这儿了。但他曾经讲过宇宙的规律，就是十字中间一个点，一个圈，我当时觉得太有创意了，太厉害了，我这么多年拜访过这么多高人，就没有一个人提出这么有创意的观点。其实外国人划的十字，也是宇宙的规律，是宇宙中五行的法则。在轮训时我讲过，五行在自然中的一种规律就是一个十字，他还用一个圈，再加上一个点，当时让我惊叹不已！那时我一直想和主任商量商量，让他出院吧，他挺正常的。

大家要明白他为什么会这样，可能他的思维、他的认知的的确确有很高的境界。但是这种境界掺入了我执、狂妄、自大之后，就成精神病了。如果他只是认为，这些只是宇宙本有的规律，我们只不过是宇宙中的一粒微尘，只是大海里的一滴水，要是有这种胸怀，肯定不会住进精神病院。所以，我觉得人生态度很重要，思路决定出路，所以大家对"原理遵经"一定要提到更高的层次来认识。一定要知道宇宙的法则、宇宙的规律也有这种聚散，《道德经》上也提到了这一点。小到一个原子也是这样，里面有原子核，还有质子，外面有电子，里面有正电子，外面有负电子，这像不像一个小宇宙？太像一个小宇宙了，大宇宙是这样的规律，小宇宙也是这样的规律。想想，在"原理遵经"里面，我们不是在听谁的，不是非得要听老子的，也不是非得要听黄帝的，也不是非得要听伏羲的，他们讲的东西，不是他们说了算，宇宙本然的规律就是如此。它不因为你的意志而存在，也不因为你的意志而转移，就是这样。我们需要去认识它，去合于它，我们去运用它解决问题。我们要认知它，了解它，我们就可以获得智慧，所以老子讲"知其阳，守其阴，知其雄，守其雌"，就能达到"一"的境界，《黄帝内经》上说"提挈天地，把握阴阳"，只有这样才是真正的人，我们现在活的是假的，"原理遵经"的东西，这一篇大家应该经常去看，"原理遵经"的东西其实已经摘出来，整理和融合进了"必记篇"，大家去记，所以说记这些东西时，就会慢慢融入到圣人的智慧里面去。

过去有句话，"千圣一心，自古一道"，为什么千圣会有一个心呢？因为他们掌握的就是一个规律。他们融入的都是同样的宇宙规律，所以他们的心就是一样的，自古一道，无论是多少劫，这个规律就没有改变过，过去、现在、将来都不会改变。所以说，"千圣一心，万古一道"，大家应该知道这个规律不是因我们而存在。

当我们知道了这些宇宙规律，需要把这些规律放到我们的实践中，来指导我们的实践。这个时候我们已经掌握了规律，我们要说我是中医，要来解决脉的问题，那么这时就出现了一个问题，脉诊的标准在哪里？大家知道春弦夏洪秋毛冬石，你说这能叫标准吗？那平人脉象就是春弦夏洪秋毛冬石吗？在北极有春夏秋冬吗？没有，那你还会不会拿春弦夏洪秋毛冬石去把脉？你到北极会把脉吗？肯定不会。那儿没有春夏秋冬四季鲜明，那脉象该怎么辨呢？什么时候有什么样的变化？那到赤道上呢？赤道上有两个季节，雨季和旱季，就两个季节你怎么把啊？你还春弦夏洪秋毛冬石呢。所以说通过这个规律、这个法则，这个象的描述，你是学不会诊脉的。不光是居住环境会改变，脉象会发生变化，季节发生变化，一天之中脉象也会发生变化，甚至随着年龄的变化，脉象也在变化。这个象是不断变化的，你今天的脉肯定跟昨天的不一样，只是细微的差别，你看不出来，那么一万天有差别吗？一万天几年，三十年，老了，肯定有变化。所以说，我们的脉象，我们的一切都在不停地变化之中。一切都是无常的，你今天看到的这个花朵，跟昨天不一样，明天呢？在五天之后，你如果不浇水，即使浇水后也会枯萎凋谢，所以说任何东西，世间万事万物，从象上去下手都是昙花一现，那么一百年对于宇宙来说也是昙花一现。

　　所以说我们把握脉象，从象上入手那是不可靠的，绝对不可靠，那怎么办？我们就从这种千变万化的象上找到不变的规律，既然"阴阳者，天地之道，万物之纲纪，变化之父母，生杀之本始"，那么脉象是不是也要遵循这个规律？那就用阴阳解决这个问题，《黄帝内经》上说"阴平阳秘，精神乃治，阴阳离决，精气乃绝"。后来我想，只要这个人还没死，阴阳就不应该离决。阴阳就还要维系一定的状态，只要这个人还能有相对的基本正常生活，能够吃喝拉撒睡，能够思维，这些东西基本维持正常，那么阴阳就处于一种基本相对的稳定平衡状态。我不管他是什么样，无论在南极北极，只要能相对维持正常的吃喝拉撒睡，维持个体的状态，他的阴阳状态就处于一种相对平衡状态。无论他是男女老少，无论他是高矮胖瘦，只要他现在还基本算一个健康的人，他的背后就有一个共同的规律是什么？基本的阴平阳秘，阴阳平衡的状态。

　　无论它怎么千变万化，背后就有一个阴阳平衡的状态，就有一个永远颠扑不灭的真理，那么我要透过现象来观察它背后阴平阳秘的规律。其实，四季的更替，在向大家昭示一个规律，无论怎样，热了给我冷，冷了给我热，始终不能离开这个平衡点，你永远得这样。春夏秋冬，到了冬还得回来，四季轮转的背后有一条平衡线，昼夜交替，子午卯酉，现象的背后有一道看不见的线。但是这个线，你能给我拿出来吗？拿不出来，这就是那个"一"。但是我们整个人体，是处在阴阳消长，不断变化的过程中，只要这个个体还存在，那么变化过程的背后，肯定有这个"一"，就是阴平阳秘的状态。他不可能永远停留在那个状态，但是会永远向这个状态去争取，那就是和谐的状态。所以说家庭也好，社会也好，一个集体也好，和谐是大道理。和谐社会，这个和谐就是真理。跳出阴阳之外，我们在现象背后找到了一个不变的东西，我们这时就有一个方便的技巧。

既然我知道了，无论如何，也要找到这个东西。这种东西我怎么去观察，查遍《黄帝内经》里的诊断方法，人迎一盛病在少阳，人迎二盛病在太阳，人迎三盛病在阳明，脉口一盛在厥阴，脉口二盛在少阴，脉口三盛在太阴，然后进行人迎脉口应四时，上下相应俱往来，他们在用什么？是找到人迎、找到寸口在互比。你一看这些东西，脑子就豁然开朗，《黄帝内经》上讲"知左不知右，知浮不知沉，知上不知下，七诊不俱，治必不久矣"。《黄帝内经》上这句话彰显阴阳互比，我要用它来把握这种阴阳的消长状态。他离这个"一"，阴平阳秘的线到底有多远，离得远了回不来了会怎样？得病了。我们可以热，跑得浑身大汗淋漓，但过后身体可以自动恢复，说明这个"一"能够自动回来。我可能很冷，可是我想办法，捂个被子一会儿就暖和了对不对？说明人体还能从阴的状态回到"一"的状态。我只要还能恢复到这种平衡状态，就还是健康的。当我们通过阴阳互比观察，发现他自己已经没有能力恢复，或者这种阴阳的差距越来越大，通过阴阳互比一看，比出来了，比出阴来了，比出阳来了，有没有病？有病。

老子云"天下皆知美之为美，斯恶矣"，你不要说美就是好，当你说出美来的时候，心里一定有个丑存在，当你标定出来一个概念的时候，你心里一定有另一个概念存在。你说我追求善，永远追求善，做好事，非常执著做善事的时候，其实你心中一定有恶，你在说，这就是恶。现在有很多人说，这个人很好，知书达理，看到别人做了不好的事，就把他气病了。喜欢拿别人的错误惩罚自己的人，就是在阴阳里转着呢。不管他做多好，道德标准他非常清楚，但他仍然痛苦，你信不信？因为它看别人做得不好，他生气，他会拿别人的错误惩罚自己，所以说要从矛盾里跳出来。其实说起来容易做起来难，但是明白总比不明白好。当你遇到这种事情的时候，跳出来才能解决，当你抓着问题不放的时候，你就掉进去了，非常痛苦。

古人的智慧是非常了不得的，老子真是太有智慧了，"天下皆知美之为美，斯恶矣"！后来我就想真的是这样，当我描述了一个存在，绝对有另一个存在与之对应。阴阳互比，知道这个道理，这样比出来，肯定是有参照物的。从逻辑的角度，从思维清晰的角度，比出来的时候，一定是清清楚楚的，它就有问题，有障碍。这个时候呢，要找个要点，当我们看这人脉象的时候，要从阴阳的法则解决问题。脉象千变万化的背后，恒常不变的规律，是平人脉象，正常人的那种脉象。正常人的脉象是什么样？大家基本都有坐立行走、吃喝拉撒睡，这个基本都没有问题，大家都有的，但不能都一样啊。所以说这个千变万化的象的背后，都能找到一个恒定不变的规律。《黄帝内经》讲阴阳互比，先分人迎寸口，无非就是阴阳互比嘛，那么我们在诊寸口脉的时候，也要来辨阴阳，古人说左为人迎右为寸口。如果人迎寸口不太明确，那么人迎寸口的阴阳概念落实在什么地方？左为人迎右为寸口，我们就在这寸口脉上辨人迎气口，辨阴阳，这个理是非常正确的。左为人迎，右为寸口，其实就是左为阳，右为阴，也在阴阳互比。我们从《黄帝内经》里面总结发现，把人体看成一个多层次、多角度的阴阳共同体，然后把脉分析成多层次、多角度的阴阳，然后天地人脉相应，对阴阳脉进行互比，来参悟人体的阴阳和自然之阴阳，这样的话，我们祖先的整个智慧就在实践中，脉诊中得到了落实。这样一环一环落实，左右互比了，左为人迎右为寸口，也在一步一步落实。这个时候通过阴阳互比发现比不出来什么东西，都差不多，说明在这个层面的阴阳，基本平衡。然后再找别的层次的阴阳，再比，找出矛盾的交点、疾病的交点在什么地方，就从这个角度切入，给他治疗。通过这个互比，大家知道了什么是平人脉象。平人脉象是一种脉象吗？不是！真的不是！

到了这个时候，我们整个的思维，整个宇宙，整个自然的原理，一步一步进行落实。我们从理论到实践进行跨越，已经不是纸上谈兵，这个东西是可以落实的，可以实践的，这就是我们所说的"辨阴阳第一，阴阳互比第二"。在辨阴阳第一之前得先找那个"一"，左右是一个层面，上下是一个层面。大家要明白，左右这对阴阳跟上下这对阴阳，没有在一个层面内。这就是《黄帝内经》里反复强调的"阴阳者，数之可十，推之可百，数之可千，推之可万，万之大不可其数，然其要一也"。这个"一"指的是什么，有很多的版本，而我从实践来看，老祖宗认为怎么辨阴阳都可以，但一定不能乱辨、乱推，一定要知道阴阳是在一个"一"之内，也就是说整体，才是重要的。

岐轩脉法始终强调，岐轩医学反复强调要"守一元，法阴阳"，因为《黄帝内经》就反复强调"阴阳者……然其要一也"，其实这句话就是"守一元，法阴阳"的另一个版本的说法，阴阳者好不好？好，厉不厉害？厉害！是不是规律？是！"数之可十，推之可百，数之可千，推之可万，万之大不可其数"，也就是宇宙间万事万物无不遵守阴阳的法则，但是其要在哪儿？是整体，是一元。岐轩医学反复强调的"守一元，法阴阳"，就是来自于上面这句话。明白这句话了吗？我总结出"守一元而法阴阳"这句话，其实就是《黄帝内经》里反复强调的。这句话在《黄帝内经》中出现过好多次，其要一也，要从阴阳的层次跨越到一元的层次，要从矛盾中跳出来，不要钻到庐山里面看庐山，那样就看不清庐山的真面目。但是到了"一"的层次以后，你能把握"一"，就能提掣天地，把握阴阳。

这就是岐轩脉法在这个阶段的重要落实，从理论到实践，再到具体的操作，它具有了可操作性。阴阳到这个时候已经不再是虚无缥缈了，一元到这个时候也不再是虚无缥缈了。"守一元，法阴阳"在这里就得到了充分的体现，平人脉象到此就基本画上了一个句号，这是学习岐轩脉法一个重要的思维过程，如果不过这一关，后面就会感觉心里面不通透。

我们接着把升降出入整合到了脉中去，升降出入是不是阴阳？是阴阳。大家辨出脉的阴阳，升降出入就在里边，这些东西是一环扣一环。那么气机的升降出入如何和脏腑之气联系起来？是气机的运行状态，当处于生发的状态那就是木；处于炎上的状态那就是火；处于收敛的状态那就是金；处于闭藏的状态那就是水。从我们的"气"守一元，发展到阴阳，再到阴阳的消长出现的五种状态，从而环环相扣。八卦也好，十天干也好，这些都没有神秘的，全是从这里面一点一点演变下来的，岐轩脉法在这个时候又把升降出入整合到脉法中。

我反复强调，膈点是从理论到实践的一个重要的窍中之窍。从这里要下手了，要是窍打不开，不能落实，后边的辨阴阳会失误。膈点已经反复强调，升降出入在里边，然后我们讲天地人脉。因为说了"天地之间，六合之内，其气九州，九窍、五脏、十二节皆通乎天气"，天地自然和人体四肢百骸是融汇的，因为这种无形的气的存在，所以它会融为一体。脉其实也是跟宇宙万物，跟我们的自身是融为一体的东西。脉上辨完阴阳，那么它各个层面的阴阳和我们人体的阴阳就像《黄帝内经》上说的"天地阴阳雌雄相输应也"，把它叫做相输应也，或者说相互感应。天地阴阳雌雄之际都是相互感应的，我们可以从脉上洞察自然，洞察人体，这是我们做的一个重要的整理，但是这个道理明白了还不行，还要具体地落实。比如说，左以候左，右以候右，上以候上，下以候下，浮以候外，沉以候里。在脉上把出入脉相应，从脉之阴阳和人的空间定位阴阳，把它定位，进行标注，这是我们进入临床实践的关键技术性环节。

到这里我们就解决了为什么脉上能观察出人体，之间的关系和规律是什么，解决了膈点，解决了平人脉象，解决了这种阴阳的相输应关系，解决了升降出入在脉中的彰显。那么这时候，即使没有后面的脉象剖析法阴阳，要素的分析，到这个时候，我们就可以下手了。说实话我是在实践了几年之后，我才做了一个详细的整理。为了让大家学得快一点，把脉象剖析法阴阳，从要素上下手做了一个整理。开始的时候就是这些东西，我就在临床上转。当整理完脉象剖析法阴阳，那当然是会更加的准确，落实得更好，更加脚踏实地。按要素剖析，也就说从脉率脉律到脉体紧张度各种都可以，你从哪个角度都可以。但是你要渗入中医的灵魂——阴阳，气一元论，那才有意义！

辨出多少种要素都无所谓，只停留在要素，针对疾病的对应关系，没有渗透到气一元论和阴阳五行，你的整个过程就不究竟、不彻底、不够完美、不够完善。分析清楚这些东西后，还要靠我们的三个手指头去落实。没有我们的三个手指头这些东西全都不能落实，那我们还要手法法阴阳，就是我们这次轮训重点训练的东西。因为没有这三个手指头我们玩不转它，前边的这些理论都是没有用的。所以要手法法阴阳，举按、寻抚、推放、静察、定观，这是岐轩脉法的手法口诀，共计十个字。

当手法过关了之后，整个过程就可以落实了，我们可以把祖先告诉我们的规律，守一元法阴阳，阴阳之道在临床中具体的落实。只有这个时候，每看一天病，每治好一个病，你会觉得我是用宇宙的规律，我是用宇宙的法则解决问题。古人还有一句话："鬼人亦无非阴阳二气之良能也。"老子还说过"以道莅天下，其鬼不神"。如果我们以道莅本，以道莅我们的根，你的心胸会很宽广，你的底气会很足，你的信心会很大。因为你是知道，我是在用宇宙的规律和法则解决问题。我这回可能解决不了，只能说我现在还有障碍，还没通达。说白了，我还是不够精进，我的执著还放得太重，还有一叶障目的东西存在。但是我知道这个东西，我还是有这个法宝，这个法宝我用得不还是很好，我如果不断地去精进，就会用得越来越好，今天不能解决，明天就有可能解决这个问题。这个东西不是你说了算，也不是我说了算，也不是他说了算，是本来就是这样，我们的脉象也要符合宇宙规律，只不过是我们如何去落实，如何去实践它。

岐轩脉法的这些东西，一环扣一环，当初在进行编排的时候，人们提了很多意见，最后就得这样编排，"原理遵经"必须放第一章，因为"原理遵经"整个脉法的灵魂，后来我说刚开始可能学不懂，但是早晚有一天他会懂，我把这个整体讲清了，大家就知道我们普及班的这几页东西值多少钱了。但这个东西不能用金钱来衡量，知识是无价的。尤其是这些东西就是从古至今就存在，只是现在我把它拿出来了而已。

我想说，做好事没错，但是有一点，光说我要做好事，其实还是没有跳出那个阴阳。其实做好事时，你不要当成是做好事，该干什么干什么，心里不要有"好事"这个概念，看我今天又做了一件好事，画上一道，明天又做了一件好事，又画上了一道，然后我已经做了一万件好事了，应该有点福报了吧。这样你肯定还在阴阳里面转，信不信？绝对不行，一定要从阴阳里面跳出来，要达到一元的境界，守一元而法阴阳，找那个不变的东西，你要能够把握阴阳才可以。所以说我们要守一元法阴阳，换句话，用佛法来说，就是升起点出离心来。别太执著，别再把什么都太放在心上，放不下这个，放不下那个，纠结着，自己弄得自己气滞血瘀，最后脾气抑郁，那样就没意思了。所以我说了学中医就是最大的福分。

总之一点，岐轩脉法普及的内在的整个思维，也就是我当时一点一点去完善，整个思维去落实的整个过程，大家想一想容易吗？不容易，看出一点来，完善一点，再看出一点来，再完善一点，一点一点的完善，就觉得看见曙光了，应该是这个道理。往前走的时候就老是遇见问题，你比如说指法的问题，怎么不灵啊？这有问题，解决到现在，我从 1996 年就知道这个法则和规律，知道脉应该这么摸。1996 年到现在，17 年的时间，我们可以把它拿出来，比较完善了，大家想想，经历了 17 年的时间，其实大家能够拿到这个东西，应该珍惜，你能够明白这个道理，你就一定要做一个践行者，你一定要实践它，这不是因为我说的，这个东西就是这样，这里一大堆东西，我早就弄清楚了。

所以说大家不能向我学习，不能像我学习什么，不那么精进，早晨又没起来去做早课，又睡了懒觉了。老子有一句话"上士闻道，勤而行之；中士闻道，若存若亡；下士闻道，大笑之，不笑不足以为道"。我想了半天，我是上士还是中士呢？踮着脚够上士，不敢，因为有压力，说到做到，不断精进，很有压力。也就是个中士若存若亡，今天起来了做了功课，明天又懒惰了，不够精进，我这个人能再精进点，我觉得就更好了。

我这人最大的好处是常立志，每到暑假的时候我就说，我这个暑假要学什么什么东西，然后给自己列一个课程表贴在墙上，然后坚持了一个星期就坚持不下去了。这么多年，自己想想，如果改掉自己的惰性，再能够把自己的缺点去掉之后，会做得更好。

我希望大家都能是一位上士，上士闻道，勤而行之，最起码也要做个若存若亡，就是想起来哪怕练练，你都会有收获，想起来练练，想起来练练，练了一年两年，你也就厉害了。

今天我给大家从最深层对岐轩脉法做了一个总结，一个讲解，这个东西我给我的学生都没有这么讲过，他们不知道这里面一环一环，只是给他们学吧，有时候学的好了我可以给他们开小灶，等于今天给大家开了一个小灶。

后　记

本书马上就要和读者见面了，作为整理者，我们的心情是难以平静的，岐轩医学的推广是以脉法为基础的，从 2004 年开始，一路走来，恩师润杰先生的推广之路并非坦途，从办学开始，再到全国推广，其过程绝非"辛酸"二字所能概括。

自从 2008 年《岐轩脉法》一书出版后，脉法的学习推广走上了快车道，在这样的大背景下，学习者可谓多如牛毛，但真正掌握者却是凤毛麟角，其原因还是大家对于中医理论的掌握不够，加上不狠下工夫，都在急功近利，追求短平快的东西，因此，才会出现岐轩脉法难学的感叹。

有感于此，恩师大开方便之门，把两次讲稿合并出书，形成了大家看到了《岐轩脉法实战窍诀》一书。通篇读完，我们感觉获益良多，如果能够躬行，进步和飞跃指日可待。

真诚希望大家在岐轩医学丛书的指导下，不断进步，为中医复兴付出自己的绵力！

董国明　杨丰

2013.7